孩子生病了，爸妈怎么办

和爸爸妈妈一起探索健康小秘密

宣 旆◎著　　慢条斯理工作室◎绘

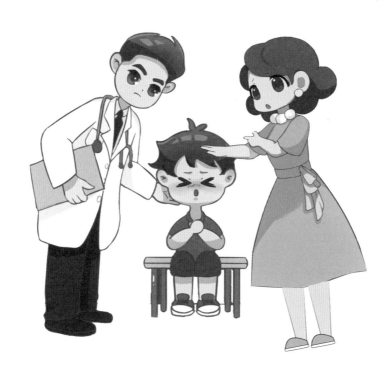

河北科学技术出版社

· 石家庄 ·

图书在版编目（CIP）数据

孩子生病了，爸妈怎么办：和爸爸妈妈一起探索健康小秘密 / 宣旎著；慢条斯理工作室绘 . -- 石家庄：河北科学技术出版社，2022.9
ISBN 978-7-5717-1187-0

Ⅰ．①孩… Ⅱ．①宣… ②慢… Ⅲ．①儿童—保健 Ⅳ．① R179

中国版本图书馆 CIP 数据核字 (2022) 第 124300 号

孩子生病了，爸妈怎么办：和爸爸妈妈一起探索健康小秘密
HAIZI SHENGBING LE BAMA ZENMEBAN: HE BABA MAMA YIQI TANSUO JIANKANG XIAO MIMI

宣旎　著　慢条斯理工作室　绘

出版发行	河北科学技术出版社
地　　址	石家庄市友谊北大街 330 号（邮编：050061）
印　　刷	运河（唐山）印务有限公司
经　　销	全国新华书店
开　　本	787 毫米 × 1092 毫米　1/16
印　　张	13
字　　数	120 千字
版　　次	2022 年 9 月第 1 版
印　　次	2022 年 9 月第 1 次印刷
定　　价	68.00 元

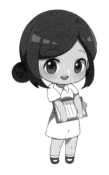

自序
Preface

一晃，在儿科工作已经 22 年了，每次看到孩子恢复健康，露出灿烂的笑容，我都会特别欣慰。

只是在这些年的工作中，我常常会遇到一些问题：比如，有些家长不知道退热用的泰诺林混悬液或者美林混悬液，服用前是需要摇匀的；比如，有的孩子隔三岔五就肚子痛，一看舌苔煞白，一问天天喝冷饮、吃冰品；再比如，有的家长把消炎药当"万能药"，只要孩子有不舒服，先吃再说……每次遇到这些情况，我都会尽可能地多和患儿家长沟通一下，多讲一些注意事项，可是毕竟时间有限，并不能讲得这么全面。这次刚好有这个机会可以写这样一本科普书，让孩子们了解自己为什么会得病，让家长们知道孩子生病后该怎么做，既有助于孩子尽早恢复健康，又有利于防患于未然，这是一件多么好的事情啊！

于是，出书之旅就这么开启了。

市面上与儿科相关的科普图书还挺多，我们的这本书，应该如何定位呢？思考再三，我决定把晦涩的医学知识与漫画相结合，塑造出"童童"和"真真"两个儿童形象，将他们一家与疾病做斗争以故事形式呈现出来。让孩子和家长在潜移默化中，轻松快乐地了解一些医学小常识，避免误区，达到寓教于乐、传递健康观念的目的。更重要的是这样的形式，不但有利于增进亲子关系，还能培养孩子们的健康素养。

几经斟酌与修订，这本书终于要和大家见面了！全书分为三个部分：症状篇、疾病篇和护理及中医篇。为了便于读者更好地解读，每一篇我们还特地加设了二维码，扫码后，就可以听到小宣医生我亲自录制的音频版故事啦。

让孩子做自己的主人，让家长做孩子的医生，让医生做健康的助手。

在此，非常感谢医院各级领导的支持，感谢儿科高维银、黄超两位主任的精心帮助，感谢慢条斯理工作室伙伴们给予的协助。

祝愿所有的孩子拥有健康，永葆童真！这也是我给文中的两个小主人公起名为"童童"和"真真"的初衷。从医二十余载，记不清和多少个孩子有过交集了，但他们的童真给了我持续前行的智慧和力量，始终如初。

来吧，就让我们正式开启儿童医学的漫画之旅吧！

宣 旎

2022 年 6 月 29 日

目录 CONTENTS

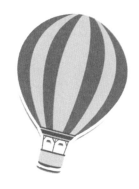

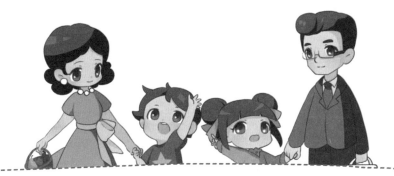

Chapter1
症状篇

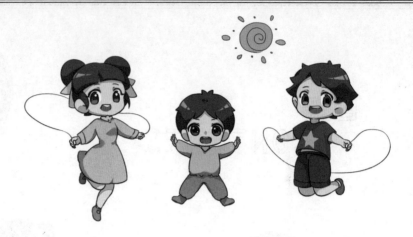

Chapter2

疾病篇

Chapter3

护理及中医篇

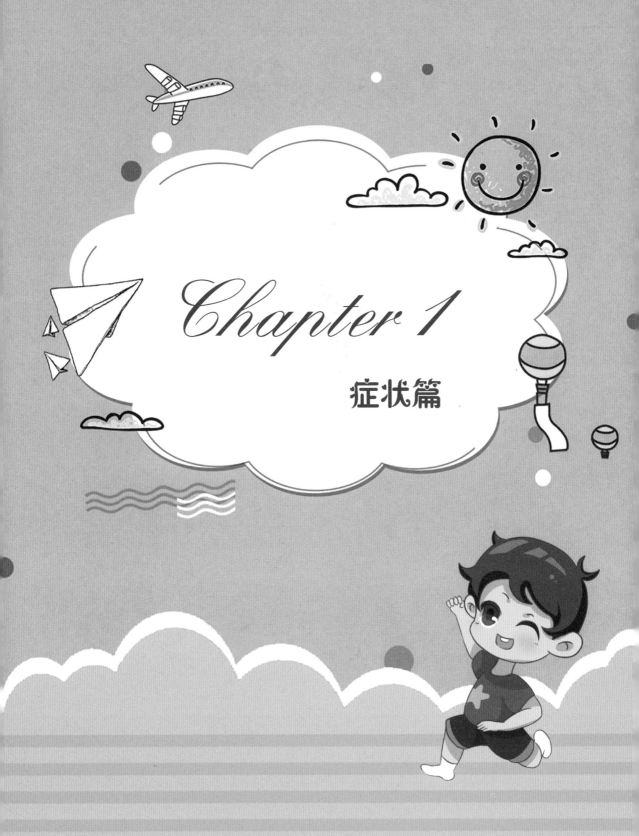

Chapter 1

症状篇

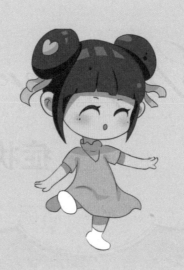

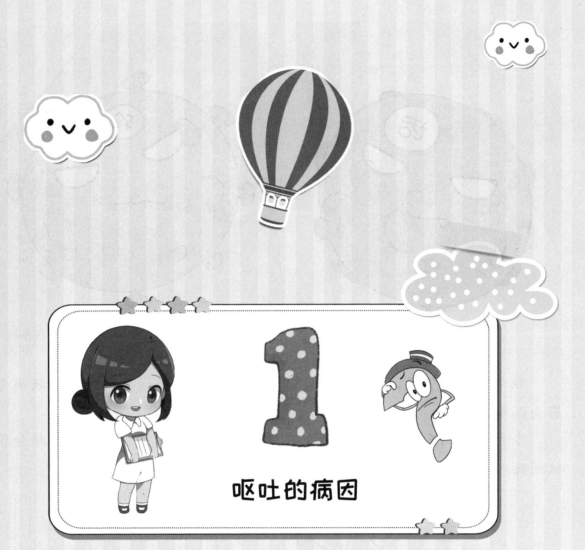

1

呕吐的病因

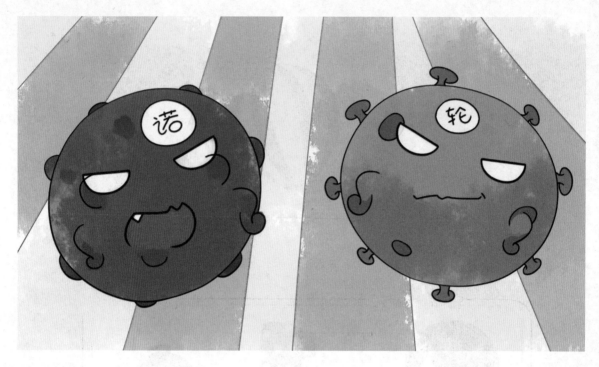

秋季，天高气爽，不仅是一个丰收的季节，也是诺如病毒和轮状病毒感染高发的季节。

令无数小朋友和爸爸妈妈害怕的诺如病毒发出猖狂的笑声，它联合轮状病毒对小朋友们发出攻击。

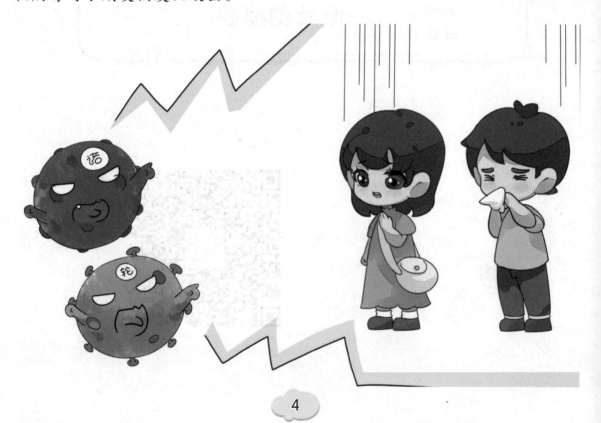

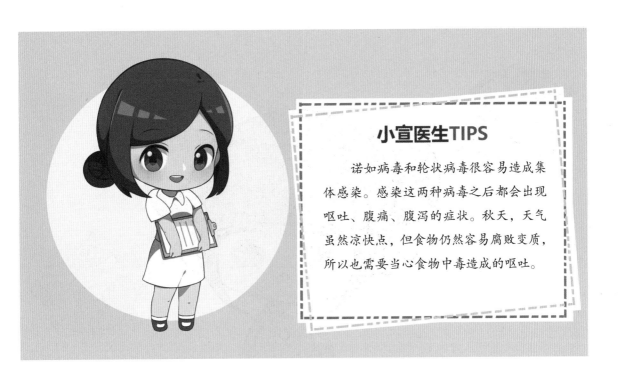

小宣医生TIPS

诺如病毒和轮状病毒很容易造成集体感染。感染这两种病毒之后都会出现呕吐、腹痛、腹泻的症状。秋天，天气虽然凉快点，但食物仍然容易腐败变质，所以也需要当心食物中毒造成的呕吐。

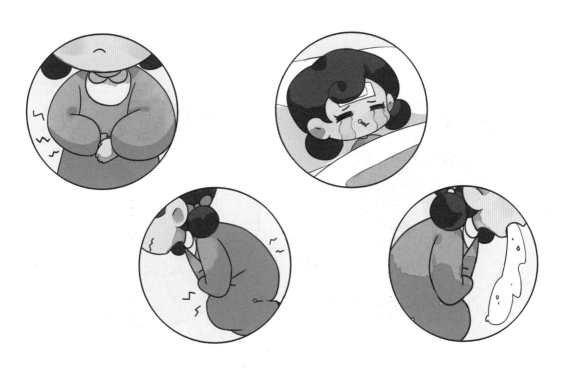

这不，童童和真真上二年级的表姐就感染了诺如病毒，不仅腹痛、腹泻、发低烧，还哇哇地吐了好几次。表姐去医院做了检查，吃了药，休息了2～3天才恢复健康。

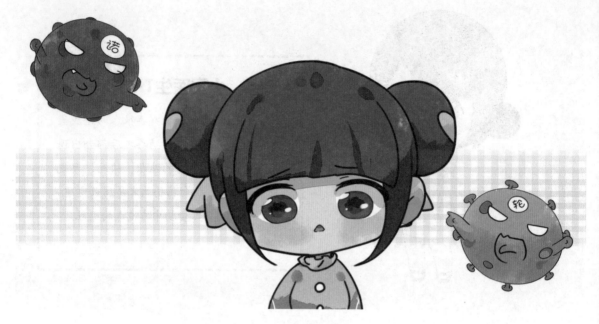

而轮状病毒也"不甘示弱"，对刚上幼儿园的真真发起了进攻。

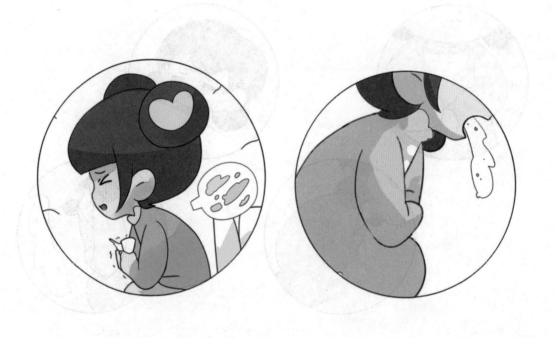

这可苦了真真，厕所跑了一趟又一趟，拉出的便便就像黄色蛋花儿，还伴有轻微呕吐。

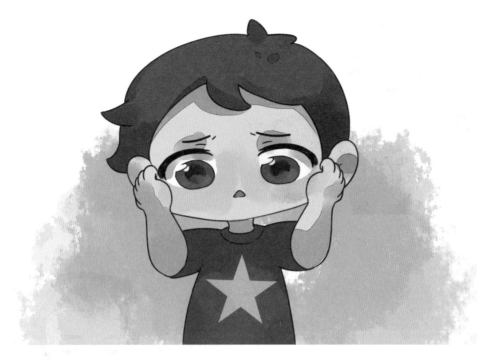

在旁边的童童急得跺脚，因为之前他的小伙伴齐齐头部受伤后剧烈的呕吐给童童留下了深深的"阴影"。

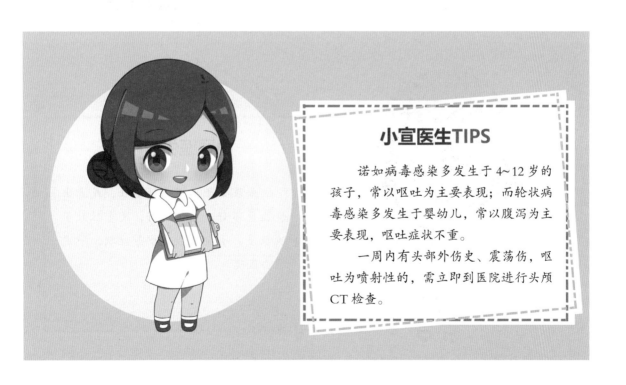

小宣医生TIPS

诺如病毒感染多发生于4~12岁的孩子，常以呕吐为主要表现；而轮状病毒感染多发生于婴幼儿，常以腹泻为主要表现，呕吐症状不重。

一周内有头部外伤史、震荡伤，呕吐为喷射性的，需立即到医院进行头颅CT检查。

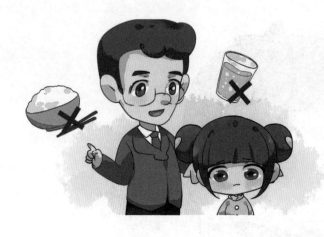

当发现真真呕吐后，爸爸立即打电话咨询医生，按照医生的要求叮嘱真真不要喝水、不要吃东西。

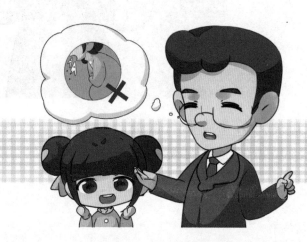

好在呕吐了一两次后，真真便"满血复活"了，也没有再拉肚子。

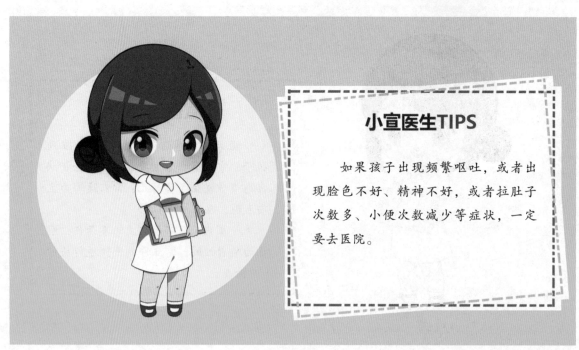

小宣医生TIPS

如果孩子出现频繁呕吐，或者出现脸色不好、精神不好，或者拉肚子次数多、小便次数减少等症状，一定要去医院。

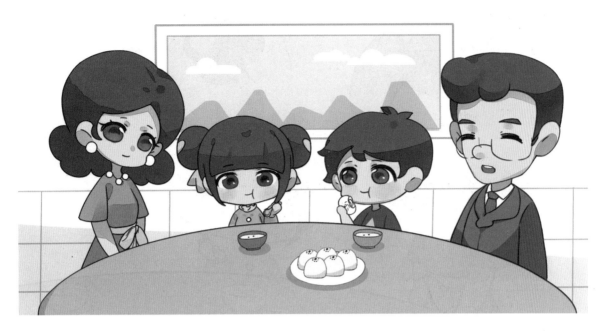

晚上，妈妈为真真做了清淡的粥，童童一边负责观察真真的情况及时上报，一边吃着肉包子。

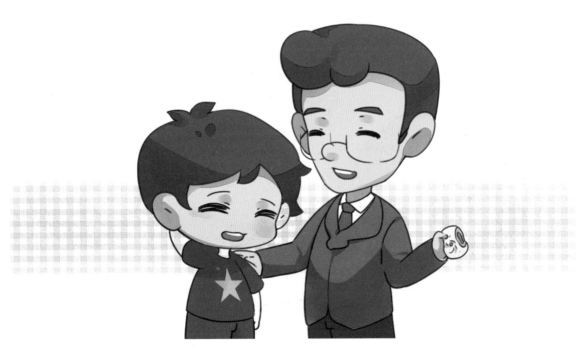

爸爸拿下童童的包子："这是第几个包子啦？童童，暴饮暴食会导致积食，你也会像真真一样呕吐。"童童不好意思地摸了摸自己的头，放下了手中的包子。

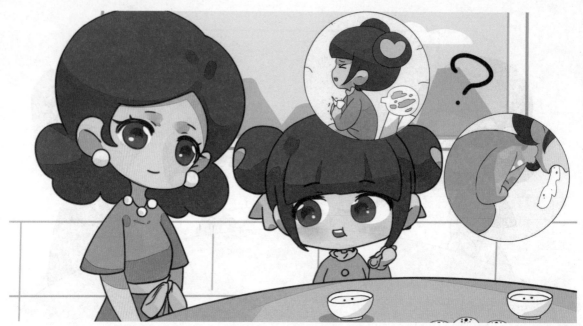

　　真真一边喝粥，一边满脸疑惑地问妈妈："为什么只有我们小朋友会出现呕吐、拉肚子、肚子痛，我从来没见到过大人这样啊？"

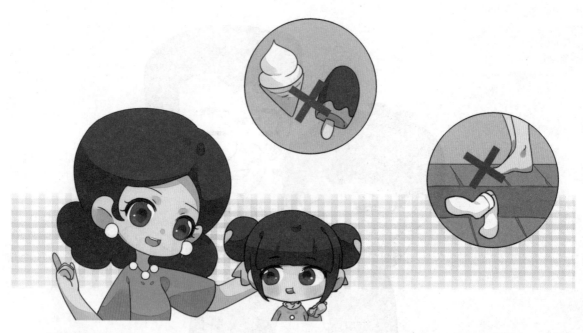

　　妈妈摸了摸真真的头："那是因为你们小朋友常常管不住嘴啊！有的小朋友喜欢吃冷饮，不仅夏天吃，秋天也会吃。还有的小朋友见到喜欢的食物就大吃特吃。虽然他们当时没有出现不舒服，可日积月累就很容易出现呕吐、肚子痛。"

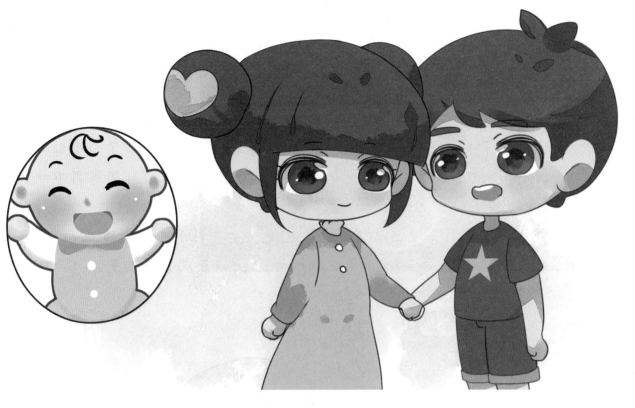

　　童童愧疚地拉住真真的手说："原来还有这个原因，下次我不会带着真真乱吃零食啦。"

　　真真一边安慰童童，一边感慨："还好我不是小婴儿，要不然就撑不住啦。"

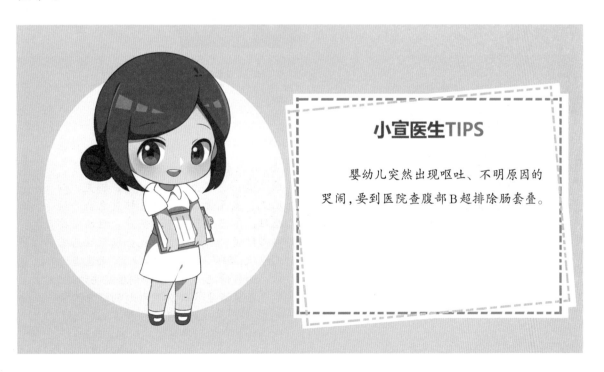

小宣医生TIPS

　　婴幼儿突然出现呕吐、不明原因的哭闹，要到医院查腹部B超排除肠套叠。

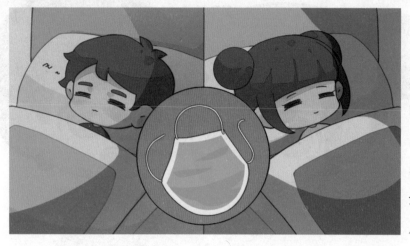

月光洒落，该睡觉了。妈妈为真真在睡衣里加了个小肚兜，防止腹部受寒再呕吐，然后帮童童、真真盖好被子，防止两个小朋友踢被子。

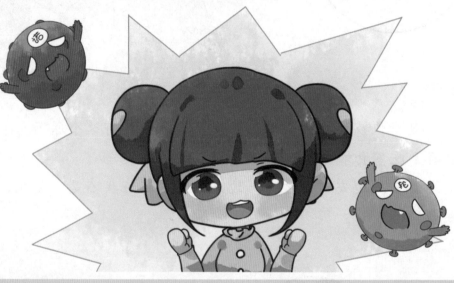

梦中，真真梦到了自己连连躲避轮状病毒小恶魔的呕吐魔法攻击，最终赢得了胜利。

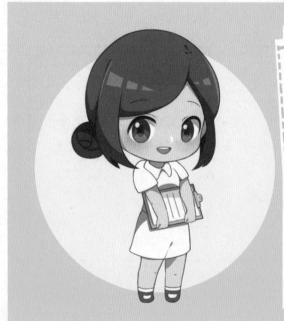

小宣医生TIPS

除了上面说到的诺如病毒、轮状病毒，以及腐败的食物、头部外伤、积食、肠套叠、受凉会造成呕吐外，脑炎、心肌炎、支气管炎或支气管肺炎也会导致呕吐。不发热状态下的头痛、呕吐需要当心脑炎；心肌炎有时也会以呕吐为首发症状，但是此类孩子精神差、面色差。以上两种情况一定要立即到医院去诊治。支气管炎或支气管肺炎引起的呕吐常常是在咳嗽后出现，且呕吐物多为痰涎，这种情况只需治疗原发病即可。

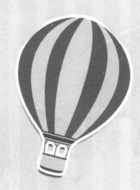

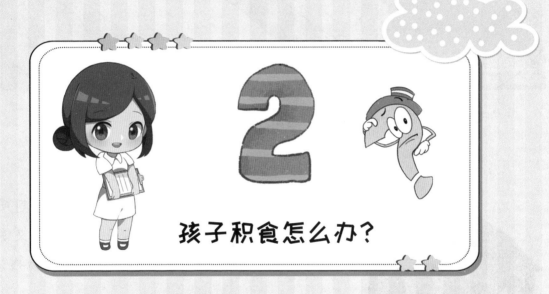

2

孩子积食怎么办？

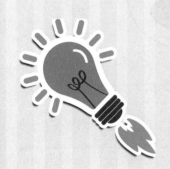

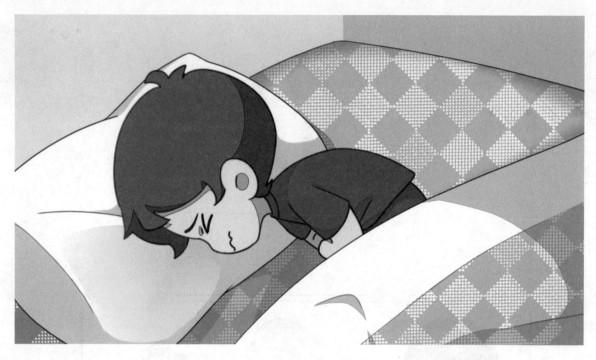

"哎哟，哎哟，痛死我啦……"童童捂着肚子在床上直打滚儿。

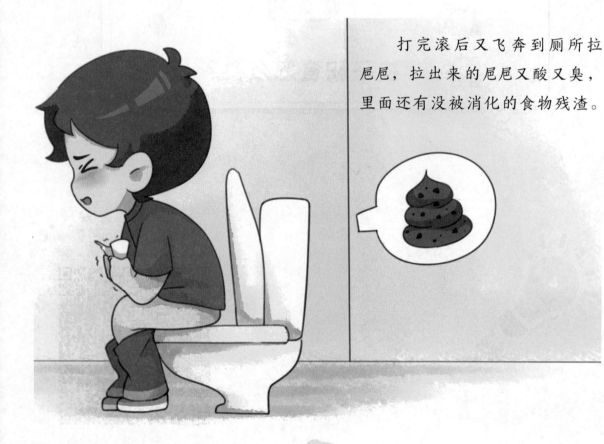

打完滚后又飞奔到厕所拉屁屁，拉出来的屁屁又酸又臭，里面还有没被消化的食物残渣。

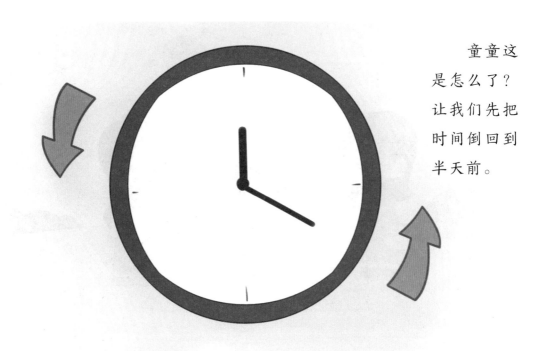

童童这是怎么了？让我们先把时间倒回到半天前。

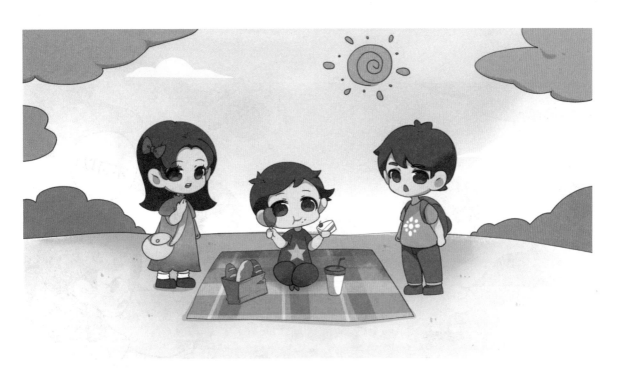

"太阳当空照，花儿对我笑，童童说好好好，再不吃饭就要落后啦。"童童坐在野餐垫上大快朵颐，左手一块小蛋糕，右手一个大鸡腿，前面还放着一杯橙汁。

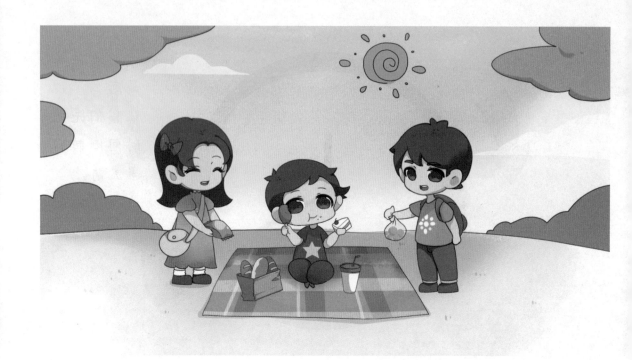

一起来春游的小朋友连连发出惊叹声。

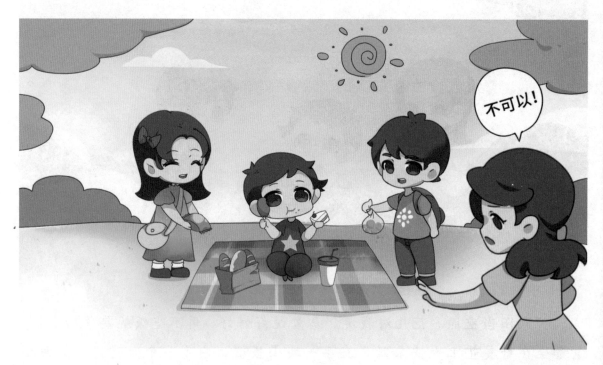

老师闻讯赶来，阻止了童童的暴饮暴食。

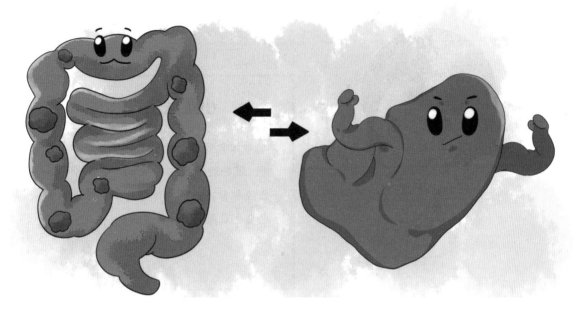

　　人的消化系统特别能干，它们总是像榨汁机一样努力地工作着，吃进肚子的无论是蔬菜、水果还是肉，都能被消化系统消化掉，帮助身体生长，而剩下的残渣则排出体外。中医认为，这一切，身为消化系统"电马达"的"脾"功不可没。

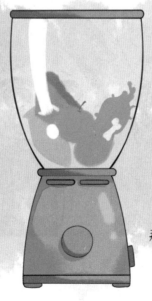

　　可是童童年龄太小了，他的消化系统只能算是台"小功率"榨汁机，容量和动力都有限，吃得太多、太杂、太油或是太频繁，"脾"就会罢工，引起积食。

于是，就有了开头的那一幕。

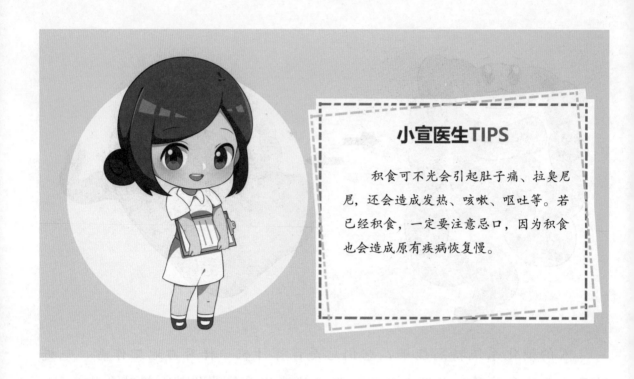

小宣医生TIPS

　　积食可不光会引起肚子痛、拉臭屁屁，还会造成发热、咳嗽、呕吐等。若已经积食，一定要注意忌口，因为积食也会造成原有疾病恢复慢。

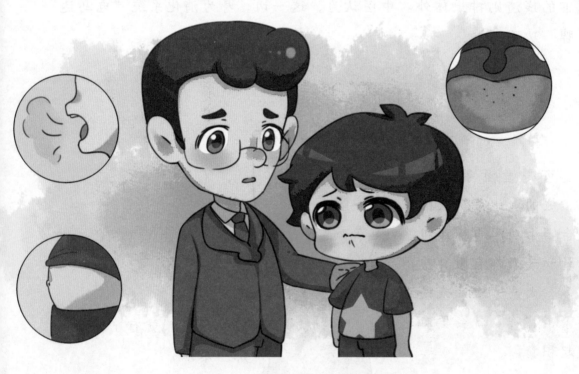

　　童童从厕所出来后，爸爸赶紧对童童进行了检查。闻了闻童童的口气："嗯，臭臭的！"又摸了摸童童的肚子："嗯，胀胀的。"最后，望了望童童的舌苔："嗯，厚厚的"。

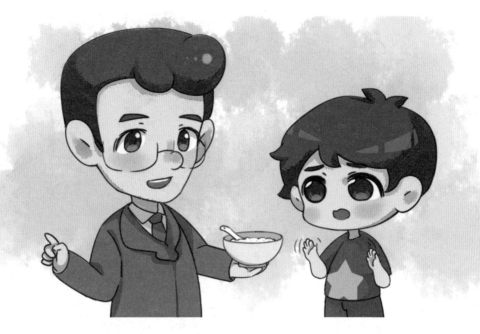

爸爸端了碗清淡的粥给童童，童童连连摆手不想喝。看来童童应该是积食啦。

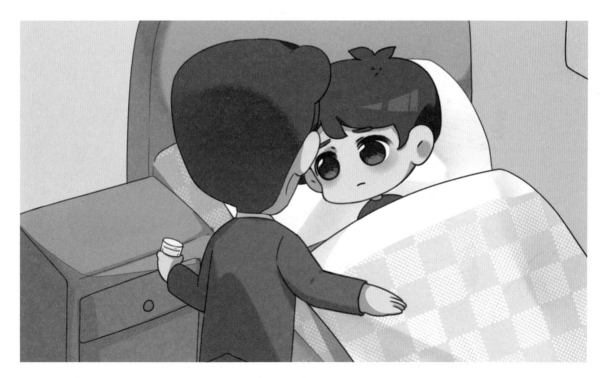

爸爸把童童抱到床上，顺时针为他揉肚子，还给他多喂了几次温热白开水。

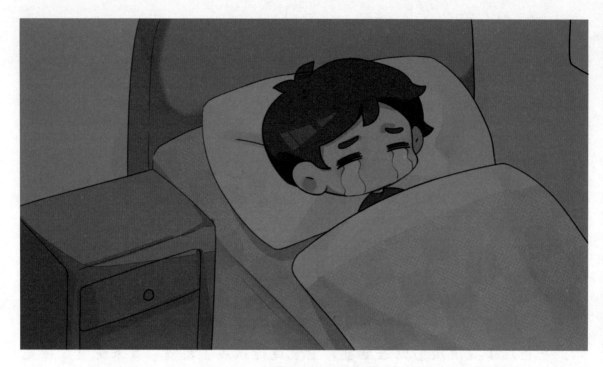

晚上睡觉时，童童的肚子还时不时地会痛。他翻来覆去睡不着，呜呜哭起来："呜呜呜——我以后再也不敢这么吃啦！"

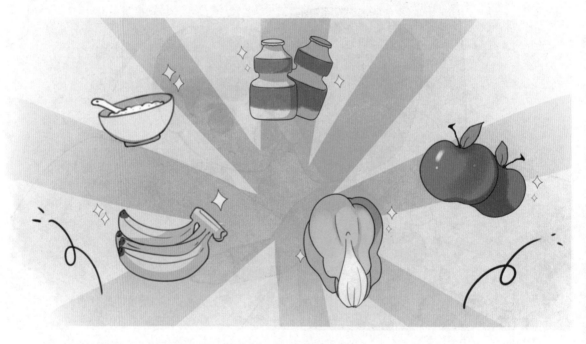

此后的两天，爸爸妈妈实行了控制饮食计划——少量多餐，清淡为主。童童不想吃的时候，也不强迫。还为他准备了益生菌，保证每天解大便。

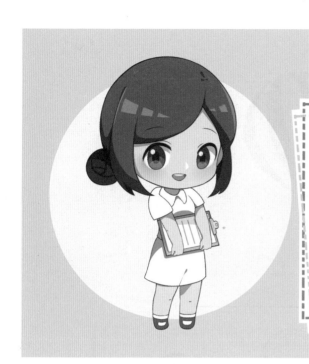

小宣医生TIPS

孩子积食后如果肚子痛，拉不出便便，可以用一次开塞露，通通大便。还可以采用中药调理，肉食吃多了，吃点山楂，面食吃多了，吃点莱菔子。

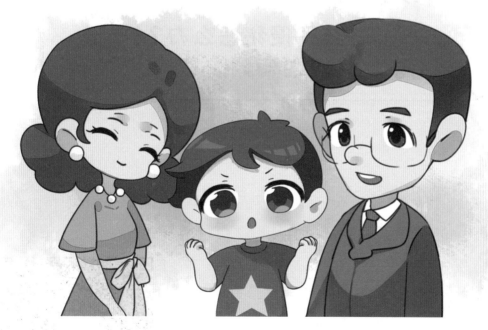

功夫不负有心人，三天后，童童就恢复了健康，活蹦乱跳了，并且发誓以后一定不再贪吃了。爸爸妈妈和真真一起笑道："哈哈，我们先选择相信你吧！"

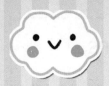
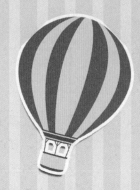

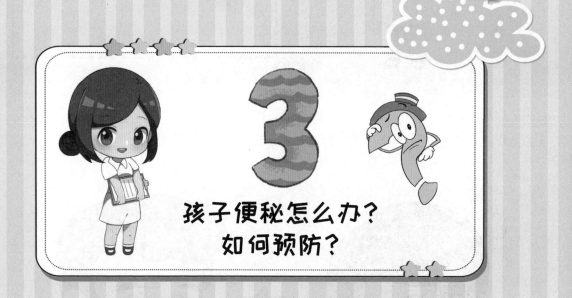

3

孩子便秘怎么办？
如何预防？

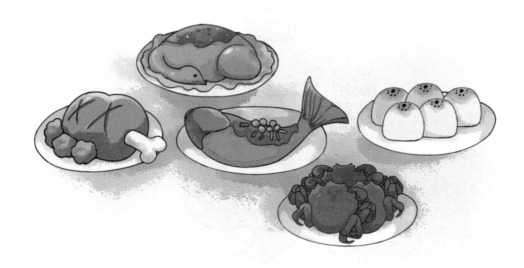

　　过年啦！过年啦！扁鱼、生煎、大闸蟹、烤鸭、鸡腿，香喷喷的菜肴端上桌。

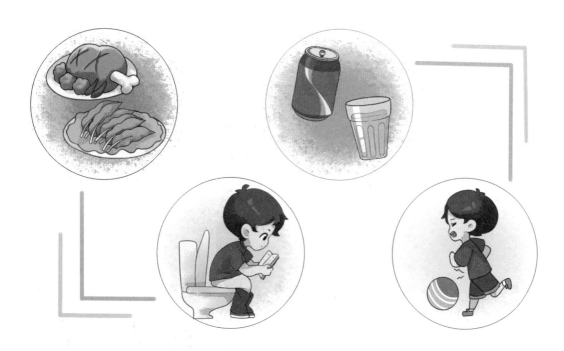

　　童童不走寻常路：①挑食、偏食还喜辛辣，美味蔬菜一旁丢；②饮料代替白开水；③不运动，爱久坐，排便分散注意力；④玩耍经常忘排便。

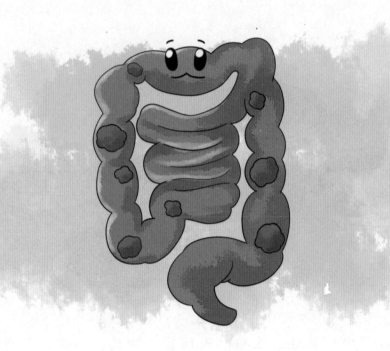

所以说，过年啊是有人欢喜，有"肠"忧。身为"传导之官"的大肠尽职尽责，每天负责把童童身体里的"糟粕"排出体外。

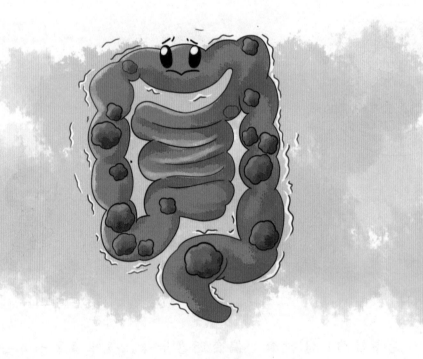

可现在大肠却叫苦连连："童童呀童童，我现在已经被各种垃圾堵住了，发出阵阵恶臭，呜呜呜。"

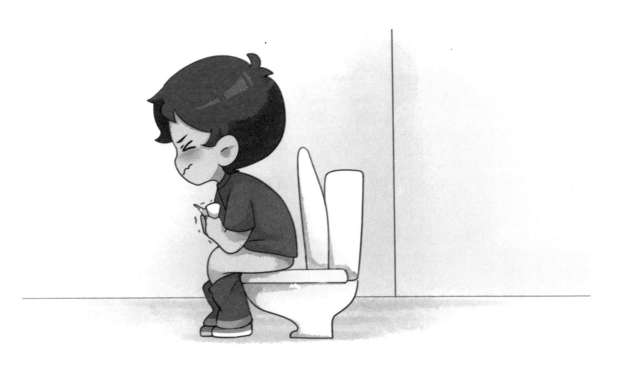

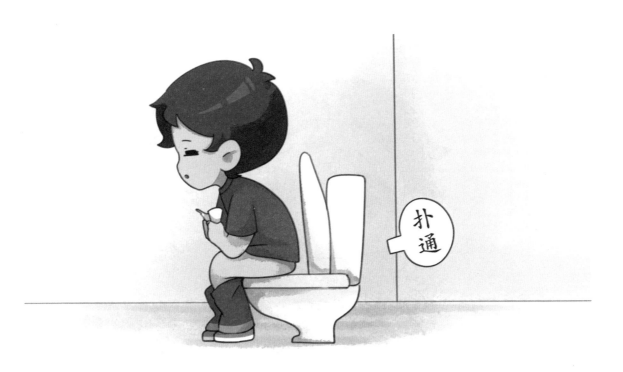

　　"太难了,太难了……"童童坐在马桶上握紧小拳头,使出吃奶的力气。过了好一会,终于拉下了便便。

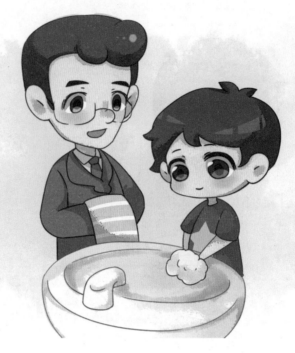

童童洗完小手，爸爸上前关切地问道："是不是便秘啦？"

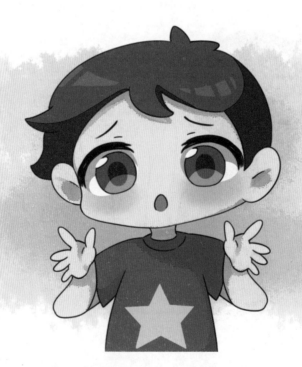

"才没有呢，爸爸，我可是每天都拉㞎㞎的哦。"童童摆了摆手，又继续说道，"只是每次需要好久才能拉下来，而且便便像羊屎蛋。"

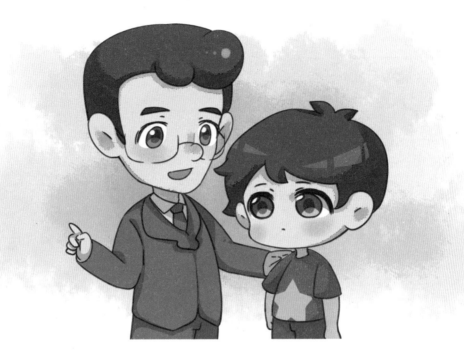

爸爸拍了拍童童的肩膀："这就是便秘呀。便秘更多的是看大便的形状，以及排便时的困难程度，而不是看几天解一次。"

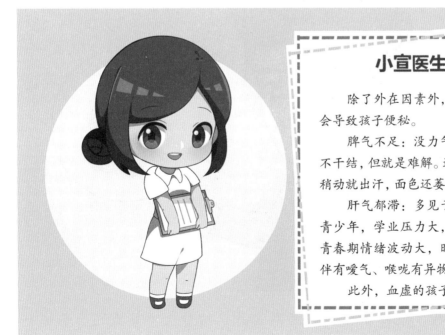

小宣医生TIPS

除了外在因素外，一些内在因素也会导致孩子便秘。

脾气不足：没力气排泄大便，大便不干结，但就是难解。这类孩子易疲倦、稍动就出汗，面色还萎黄，舌淡红苔少。

肝气郁滞：多见于四年级及以上的青少年，学业压力大，思想负担重，或青春期情绪波动大，时低落时烦躁，常伴有嗳气、喉咙有异物感。

此外，血虚的孩子也会便秘。

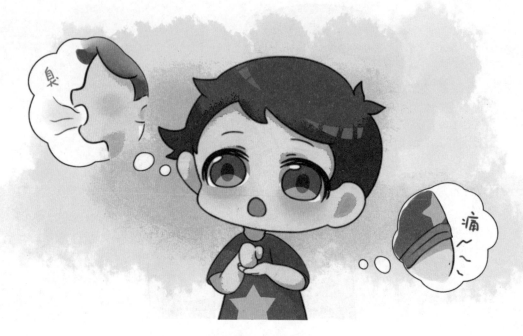

童童恍然大悟："啊，原来如此。那我最近嘴巴里臭臭的，肚子经常痛痛的，是不是都和便秘有关呢？"

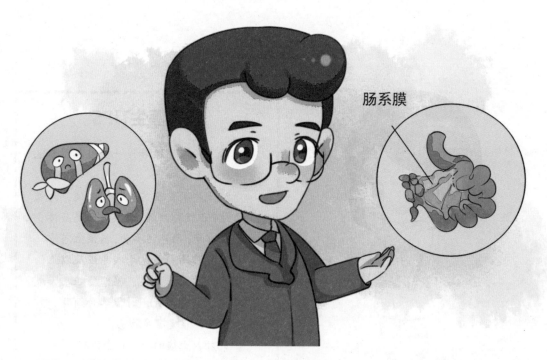

肠系膜

"除了这些症状，便秘还会引起肠系膜淋巴结肿大，甚至还会影响到其他器官呢。"

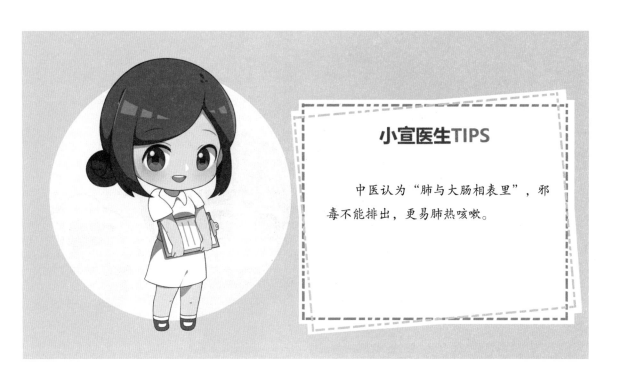

小宣医生TIPS

中医认为"肺与大肠相表里"，邪毒不能排出，更易肺热咳嗽。

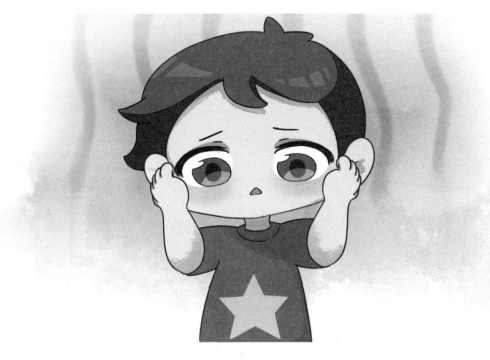

童童捂着脑袋，仿佛受到了打击："那我该怎么办呢？多喝水，多运动有用吗，爸爸？"

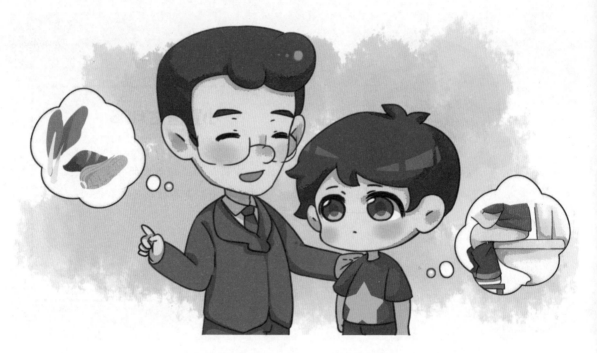

爸爸拍了拍童童的肩膀，安慰道："当然有用！另外，爸爸每天会监督你多吃富含膳食纤维的蔬菜和杂粮。你自己也要加油进行排便训练，每天没有便便也要坐便，便便时还要抬高腿哟。"

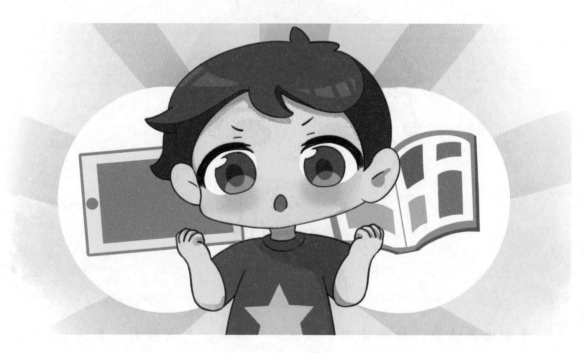

童童点了点头说："好的，爸爸，我以后排便的时候集中注意力，不看平板电脑和漫画书了。"

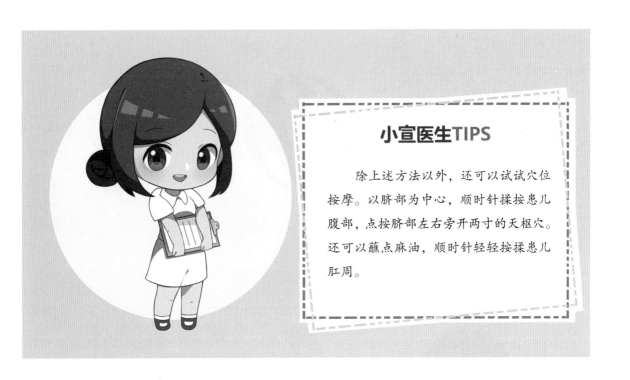

小宣医生TIPS

除上述方法以外，还可以试试穴位按摩。以脐部为中心，顺时针揉按患儿腹部，点按脐部左右旁开两寸的天枢穴。还可以蘸点麻油，顺时针轻轻按揉患儿肛周。

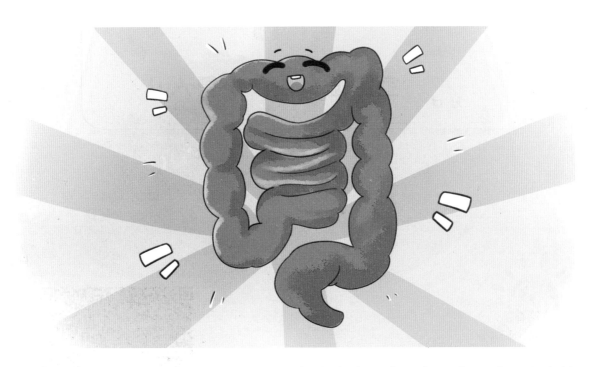

此后，童童每天按照爸爸的嘱咐多吃蔬菜，多喝水，多运动，认真排便。终于，大肠露出了笑脸，童童也不再便秘了！

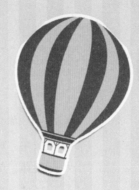

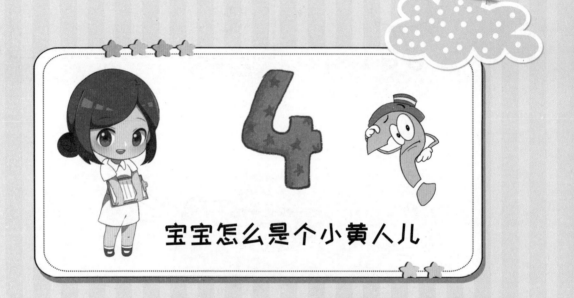

4

宝宝怎么是个小黄人儿

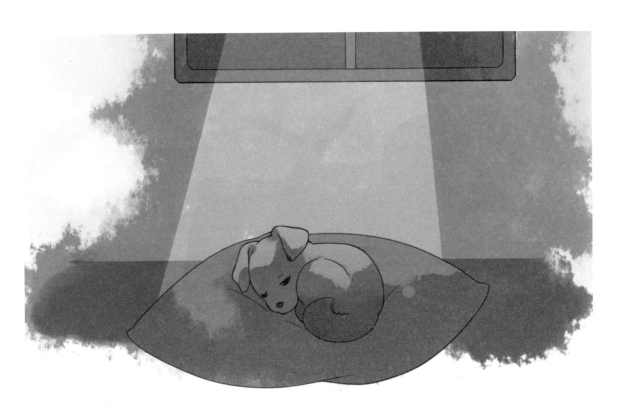

月亮的光辉洒向大地,看家的狗狗呼噜呼噜睡得正香。

小蜜蜂结束了一天的奔忙,不停地打着哈欠。

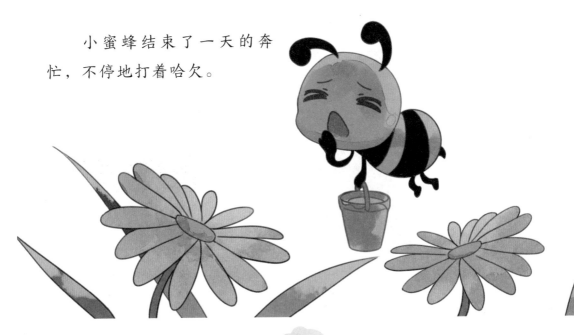

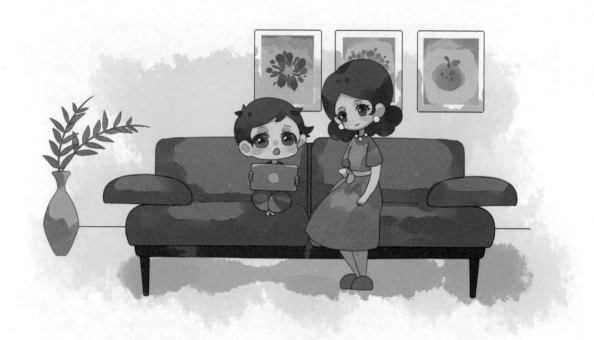

　　可是，童童还毫无困意，翻着平板电脑里的照片对着妈妈问东问西。"妈妈，妈妈，我那时候为什么像小女孩呢？""我是什么时候学会说话的呢？""我是什么时候学会走路的呢？"……

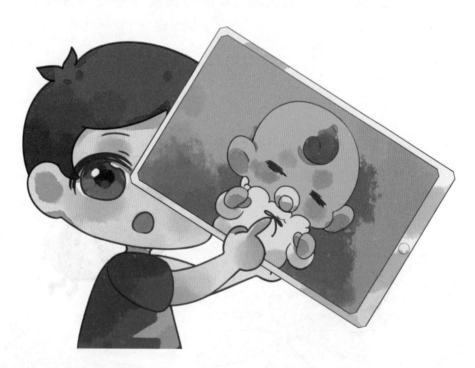

　　"妈妈，妈妈，我再问最后一个问题。"童童指着一张他刚出生时拍的照片，"这时的我怎么是个小黄人呀，像个小柚子，又像个荷包蛋，奇奇怪怪的。"

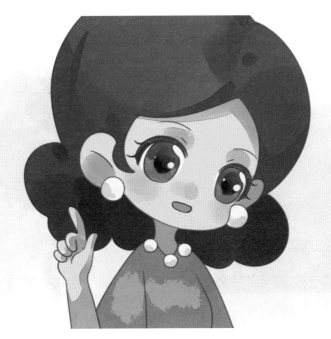

妈妈耐心地回答："这很正常，很多宝宝刚出生时皮肤都会发黄，这叫黄疸。"

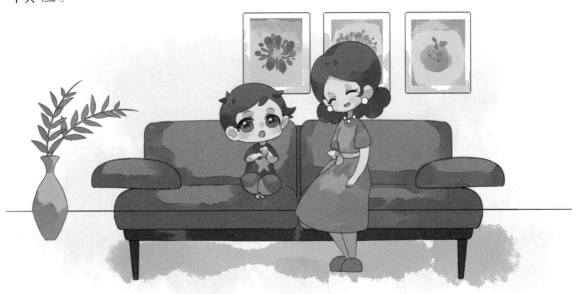

童童拍了一下脑袋："我知道了，我知道了。是不是妈妈怀孕的时候黄色食物吃多了，把我染黄的呢？"

"哈哈，你呀，你呀……"妈妈笑出了声。

让我们把时间调到五年前童童还是胎儿的时候。

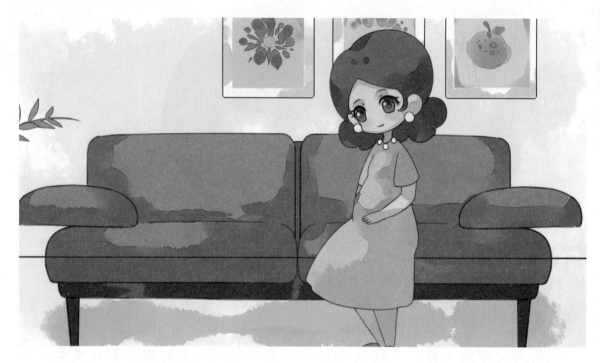

沙发上，妈妈摸着鼓鼓的肚子，喃喃自语："童童，童童，妈妈希望你平平安安出生，健健康康成长。"

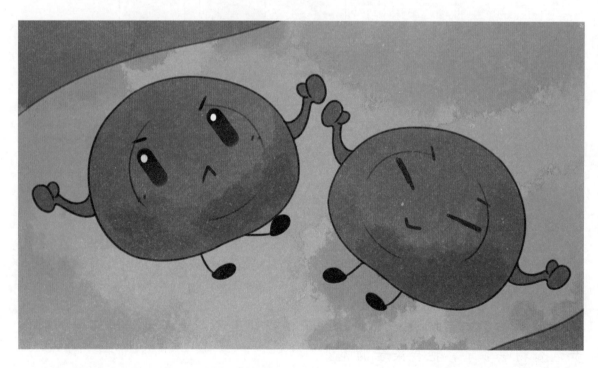

童童体内的红细胞们安慰道："放心吧，放心吧，我们作为养料，可以保护童童顺顺利利成长。"

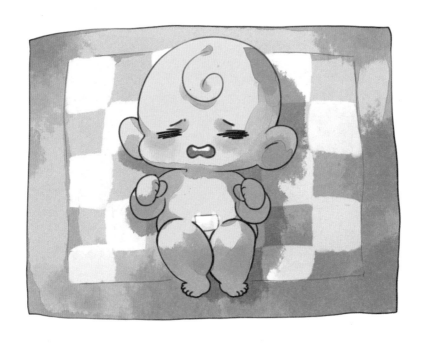

几天后的产房内，伴随着一声响亮的啼哭，童童向这个世界正式报到。

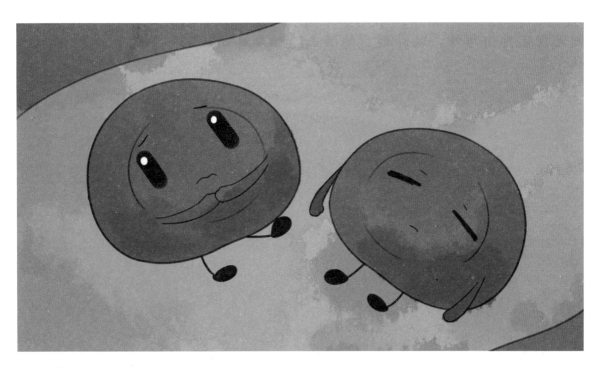

红细胞泛起了淡淡的忧伤："童童来到这个充满氧气的世界就不再需要我们这么多兄弟了。"衰老的红细胞变成了胆红素。

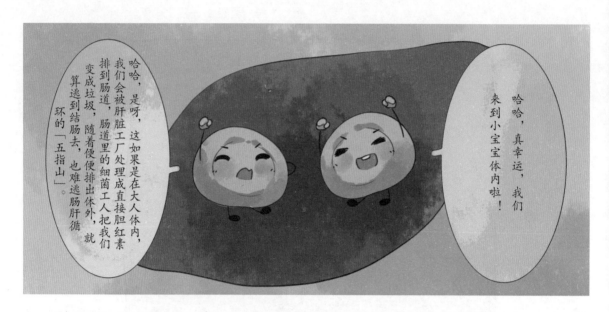

胆红素 a 一问世，便兴奋起来，"哈哈，真幸运，我们来到小宝宝体内啦！"

胆红素 b 也附和道："哈哈，是呀，这如果是在大人体内，我们会被肝脏工厂处理成直接胆红素排到肠道，肠道里的细菌工人把我们变成垃圾，随着便便排出体外，就算逃到结肠去，也难逃肠肝循环的'五指山'。"

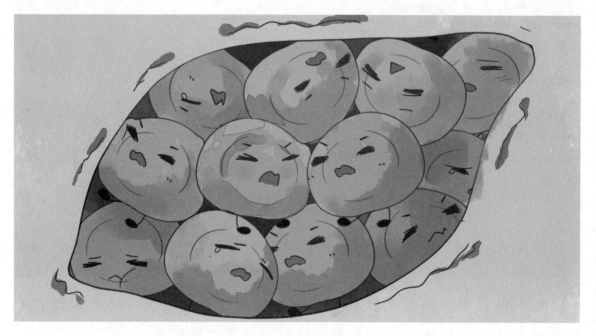

此时，童童的脏器还没办法处理那么多胆红素，肠道里也没有"招工"到细菌。于是，体内的胆红素泛滥成灾了。

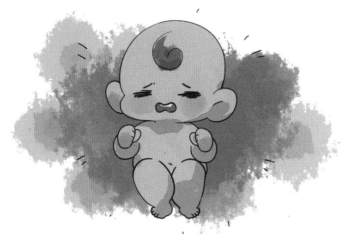

于是童童的脸越来越黄。

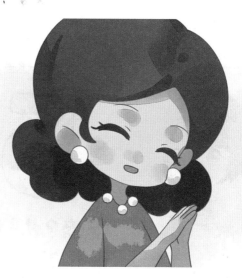

"妈妈当时是不是很担心呢？"

"当然啦！但是问过医生以后我就不怎么担心了。"

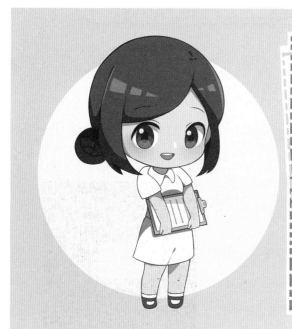

小宣医生TIPS

新生儿的人体工厂要变强大需要时间，肠道"招收"细菌工人也需要时间，这就使新生儿出现黄疸。只要不严重（皮测胆红素 <12 mg/dl）、进展不快，在排除先天疾病后，新生儿能吃能睡，就算出现了黄疸或者黄疸退得慢也没关系，妈妈们不用特别担心。

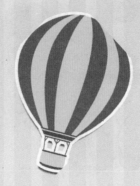

5

夜啼？摇头？警惕孩子缺钙

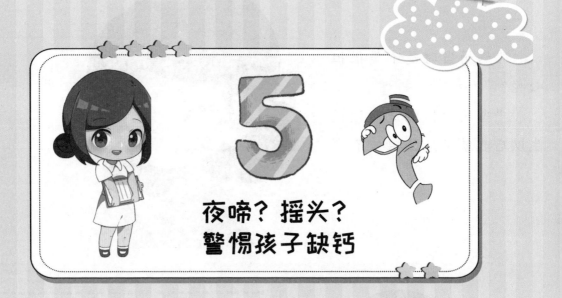

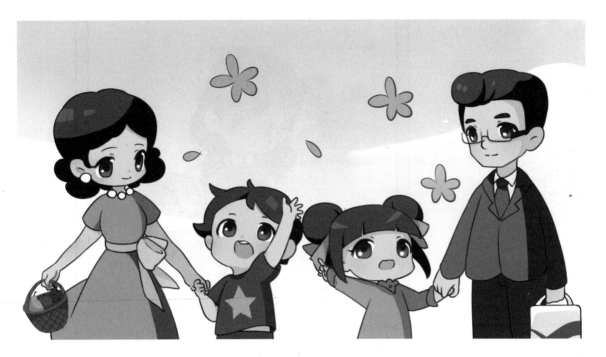

　　春暖花开，又到了出游的好时节。童童、真真一家四口来到了姑姑家做客。

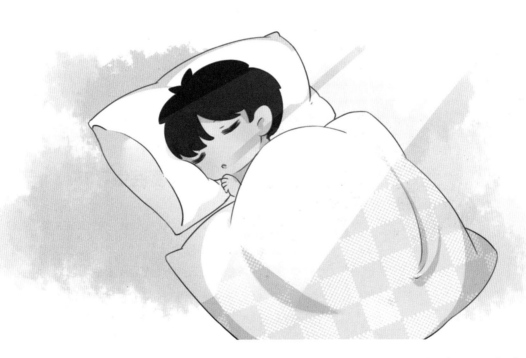

　　一到姑姑家，两个小朋友就迫不及待地飞奔到二楼，去看望一岁半的小表弟。只见小表弟正在阳台旁边的小床上美滋滋地睡觉呢。

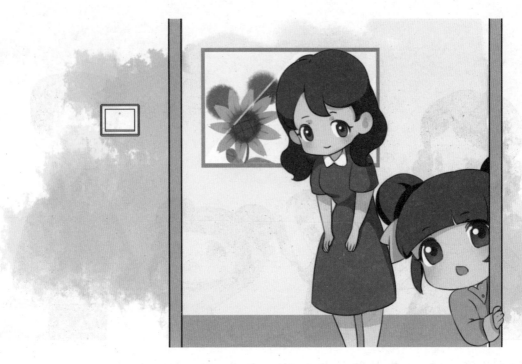

真真小声地问姑姑："姑姑，为什么要让表弟晒太阳呀？"

姑姑回答："最近你的表弟吃得有点少，晚上睡觉总是哭闹摇头，医生说他这是缺钙啦，所以让他晒晒太阳。"

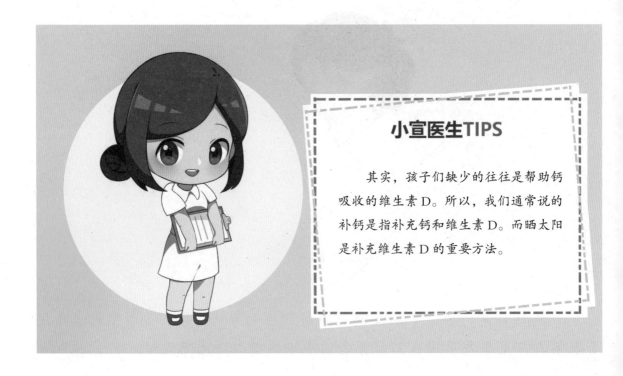

小宣医生TIPS

其实，孩子们缺少的往往是帮助钙吸收的维生素D。所以，我们通常说的补钙是指补充钙和维生素D。而晒太阳是补充维生素D的重要方法。

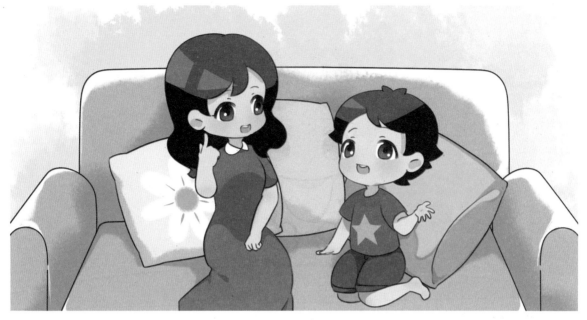

"好奇宝宝"童童发出疑问:"那缺钙还会有什么后果呢?"

姑姑耐心回答:"医生告诉我,如果小孩缺钙,晚上睡觉会突然惊醒啼哭、脑袋接触枕头的部分头发会稀少、1岁了还不长牙、长个子也慢;头上的囟门要么比别的孩子大,要么到了18个月还不闭合;等等,甚至还会出现方脑袋、鸡胸呢。"

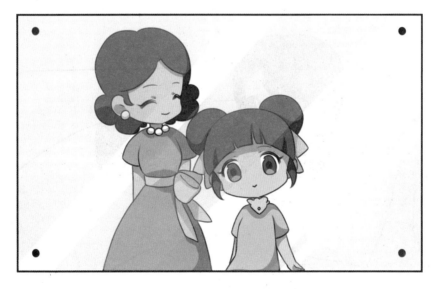

听了姑姑的话,真真连忙对着镜子照自己的脑袋:"还好,还好,我不是方脑袋。可是妈妈告诉我,我1岁还没开始长牙,我是不是也缺钙呀?"

妈妈扑哧笑出声:"仅凭一个表现就判断为缺钙是不正确的哦。但是出现的症状越多,缺钙的可能性就越大。"

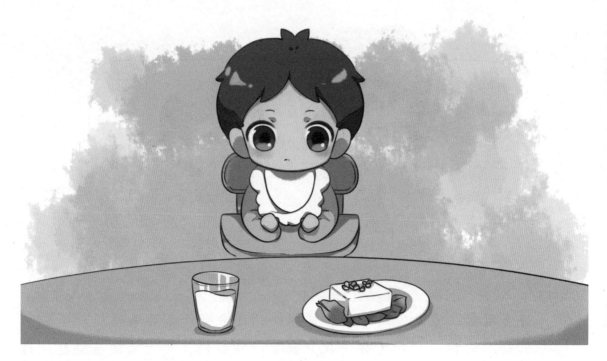

　　"嘤嘤嘤，嘤嘤嘤——"小表弟这时候醒来了。姑姑为他准备了牛奶、撒着虾皮的豆腐和青菜。

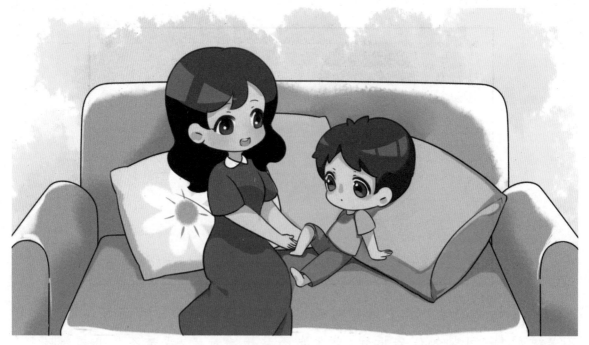

　　吃完后，姑姑又帮小表弟按摩了足三里、肺俞、涌泉穴，捏了捏脊、搓了搓背。

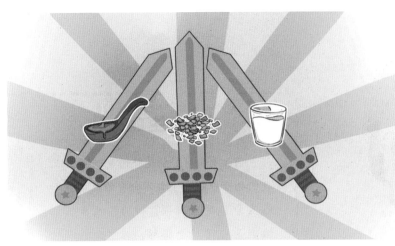

姑姑一边做，一边问："童童，三个孩子你最大，姑姑考考你，你知道补钙'三剑客'是哪三种食物吗？"

童童挠了挠头说："我只知道牛奶可以补钙，所以我最爱喝牛奶了。"

姑姑说："补钙'三剑客'是芝麻酱、虾皮和牛奶哦！"

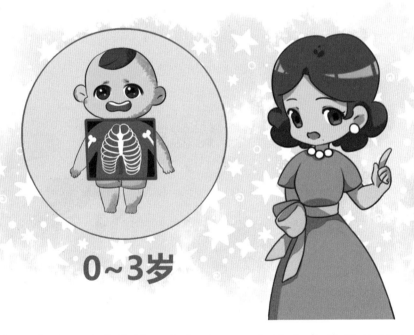

0~3岁

童童天真地问："姑姑，为什么不一直给小表弟喂补钙'三剑客'呢？这样小表弟的钙就不用愁啦。"

姑姑答道："医生说，补钙是双刃剑，不能多补、滥补，否则会导致便秘、尿路结石，还会影响其他微量元素吸收。当然，也不能晚补，等到骨骼变形了再补钙，就晚了。"

妈妈说："0~3岁的小孩骨骼生长发育快，需要及时关注，现在大好春光，最适合补钙啦。"

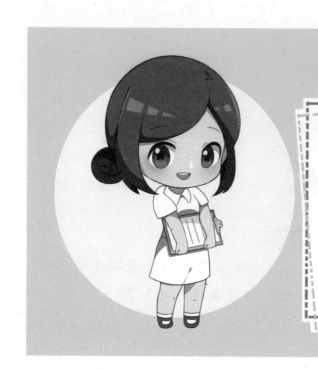

小宣医生TIPS

前面有提到补钙是补钙＋维生素D，我们也可以给宝宝食用含有维生素A和维生素D的鱼肝油，因为维生素A和维生素D是黄金搭档，维生素A还可以改善皮肤干燥、眼睛干涩、指甲脆、畏光等症状。

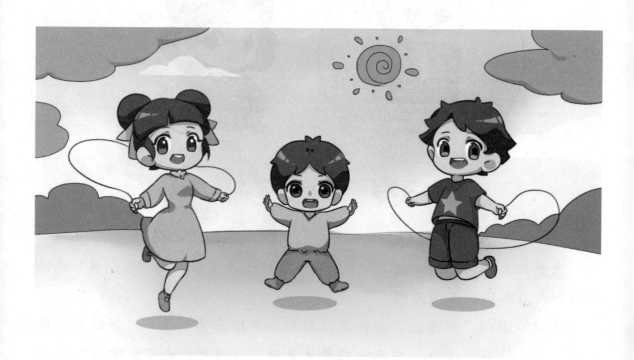

随后，童童、真真和小表弟又在姑姑家院子里进行了"运动补钙"，他们在一起跳绳、拍篮球、摸高跳，度过了愉快、高兴的下午。

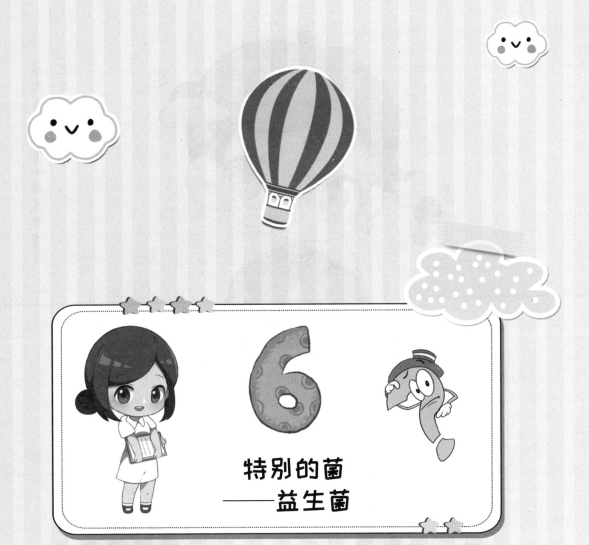

6

特别的菌
——益生菌

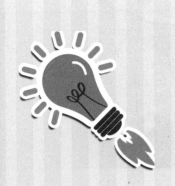

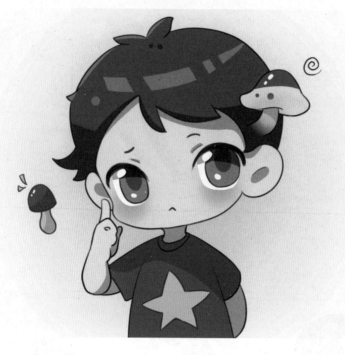

提起菌，许多小朋友都有自己的看法。

在童童印象里，菌就是各种蘑菇，平菇、香菇、金针菇……

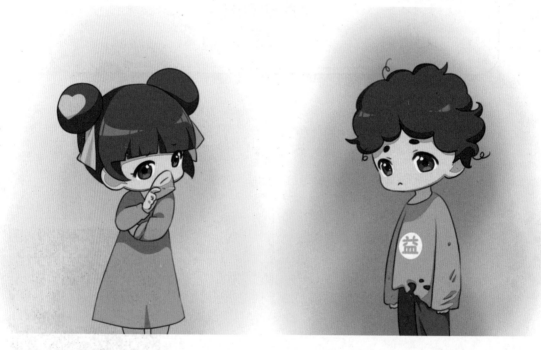

在真真脑海里，菌就是细菌，脏脏的，是洗手要洗掉的东西。

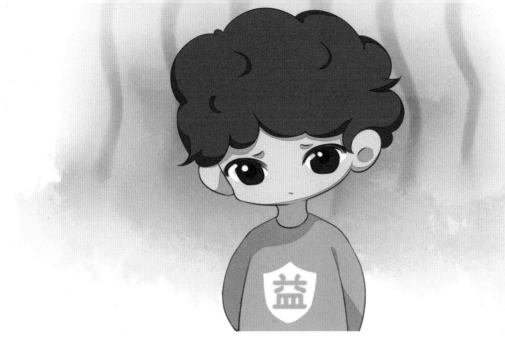

　　听到这话的益生菌无辜地摇了摇头："天呐，我既不是蘑菇，也不是'坏细菌'，我可是有利于人们健康的'好菌'呐。我可不是自吹自擂，毕竟世界粮农组织和世界卫生组织已经把我定义为当摄入充足的数量时，能产生一种或多种经过论证的功能性健康益处的、活的、好的微生物啦！"

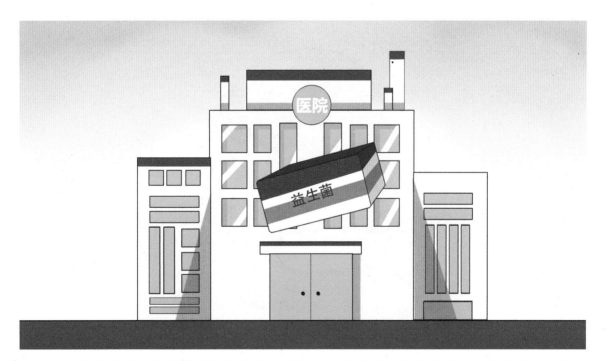

　　益生菌同学总是觉得很委屈，因为它经常被家长误认为是导致宝宝拉肚子的罪魁祸首。这不，夏天来了，拉肚子的孩子明显增多，到医院，医生经常会配点益生菌。

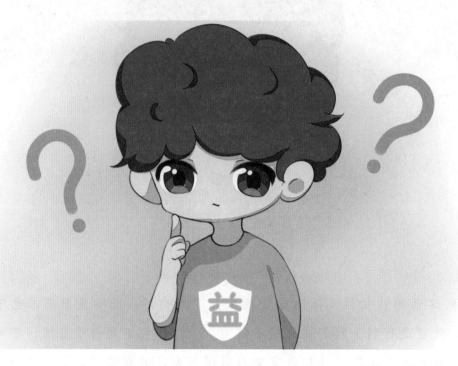

　　许多家长就发出了疑问："宝宝几天不拉臭臭，也吃益生菌。益生菌到底是治疗拉肚子还是治疗便秘的啊？"

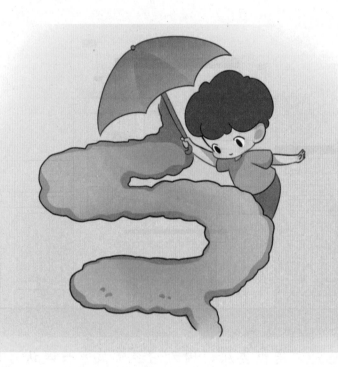

　　其实，人体中有许多像益生菌这样的好菌，它们是小卫士，保护着我们的肠道。

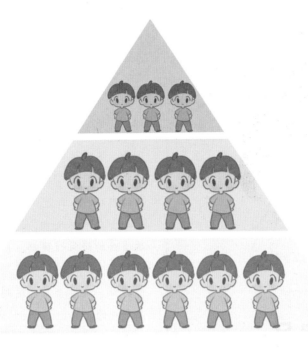

当童童、真真还在妈妈肚子里的时候，还是"无菌宝宝"，呱呱坠地的那一刻，两个宝宝的肠道就有了自己的菌。

肠道内的菌们不断繁殖壮大，终于成为了稳定帮助宝宝生长发育的小方队，又名"正常的肠道菌群"。

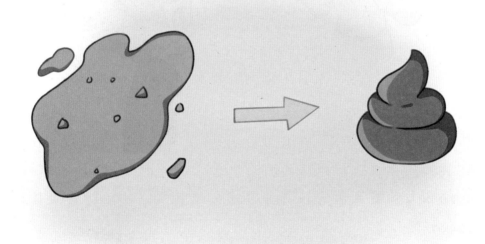

所以在童童、真真刚出生的时候，拉的便便经常是稀的，随着他们一天天长大，便便就成型了。

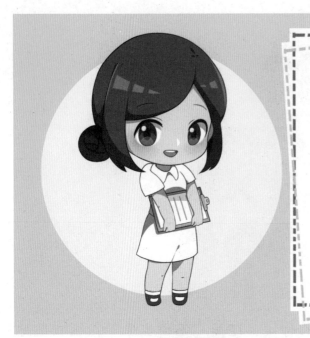

小宣医生TIPS

　　饮食合理、大便正常、发育正常的儿童，不需要额外再补充益生菌。如果补充，反而会破坏自身的菌群，打乱自身的内环境。而有新生儿黄疸、腹泻、便秘、在用抗生素、胃口不好、排除器质疾病的经常性腹痛、免疫力差经常生病的宝宝，可以通过服用益生菌，来调节菌群、改善紊乱、达到平衡，甚至提高免疫的。

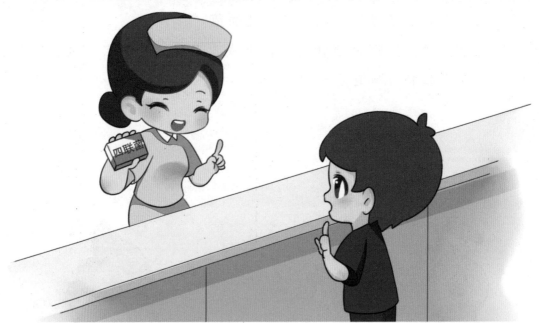

　　童童、真真跟着爸爸到药店选购益生菌。

　　"哇，这么多种益生菌呀！"童童发出惊叹声，然后问营业员，"姐姐，哪种比较好呢？"

　　营业员回答："我们这里有三联菌、四联菌，双歧杆菌、嗜酸乳杆菌……其实不管哪一种菌，只要菌落数够多，队伍够强大，一般都有作用，像四联菌就是菌种比三联菌多一种。菌种多一点，调节菌群可能更快点。当然，这也会因人而异哦！"

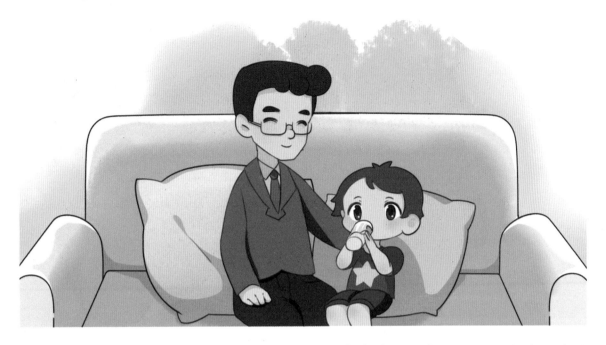

采购完回到家后，爸爸先是叮嘱童童、真真吃点面包，保证不空腹，然后用温度不超过30℃水冲泡益生菌，最后把剩余的、怕热的益生菌放到冰箱冷藏。

童童喝完益生菌后天真地问爸爸："后天我们能再换一种益生菌试试吗？"

爸爸摸了摸童童的头，回答道："益生菌在我们身体里繁殖壮大同类，调节肠道菌群需要时间，所以不是速效药，可不能2~3天就换一种哟。"

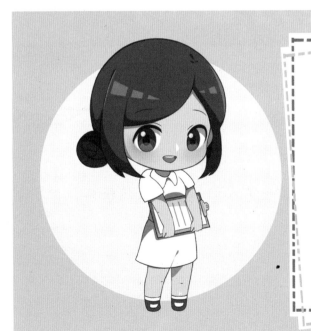

小宣医生TIPS

1. 如病情需用抗生素，为避免益生菌被误杀，需与抗生素至少间隔1小时服用。

2. 有些乳酸菌饮料、奶制品也会标明含有益生菌，但不是所有的都有作用。如果要吃，建议选择需要冷藏、保质期短、出厂日期较新的。

3. 有些益生菌配料里会添加奶成分，对奶过敏的孩子需选择不含奶的益生菌。

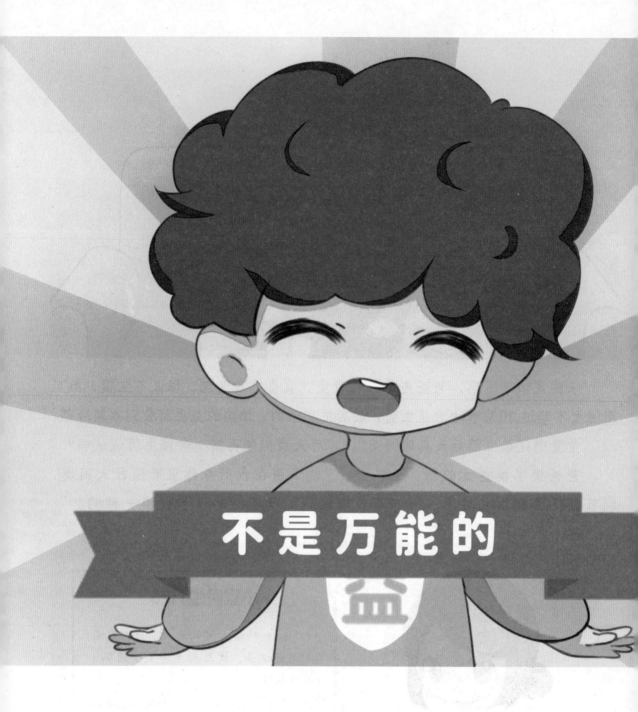

不是万能的

　　作为"好菌"的益生菌，也想叮嘱一下人们："我虽然很棒，但不要滥用我哦！"

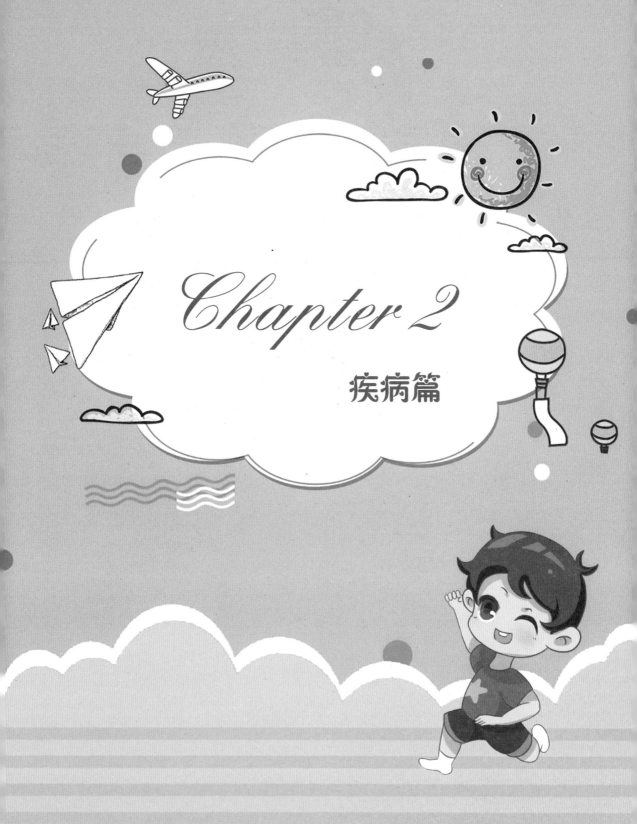

Chapter 2

疾病篇

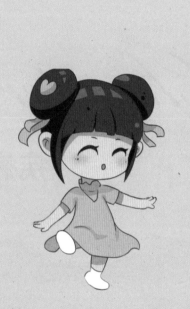

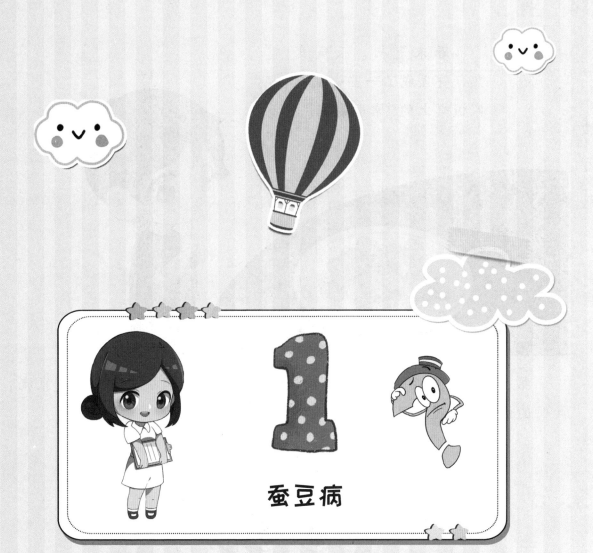

1

蚕豆病

春末夏初，天气变热，蚕豆成了一些小朋友家饭桌上的"常驻嘉宾"。

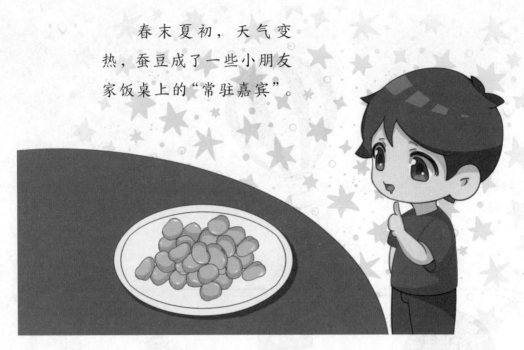

第一次见到蚕豆的童童瞬间被这绿色的美味所吸引，馋得口水直流。此时的他，不知道蚕豆病即将向他侵袭……

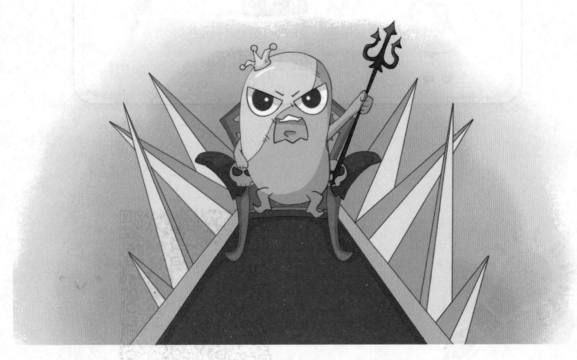

"编号 1952，编号 1952，你查下那个叫童童的小男孩，体内有没有 G-6-PD"。蚕豆病魔王对手下小弟发号施令。

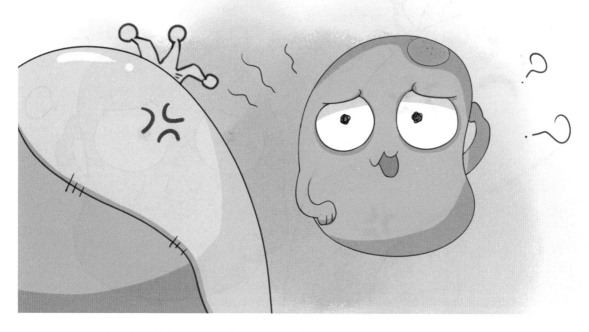

1952 满脸疑惑地问："大王，啥叫 G-6-PD？"

蚕豆病魔王给了 1952 一拳："可恶，当坏蛋连基本的理论知识都不懂。G-6-PD 就是葡萄糖 -6- 磷酸脱氢酶。"

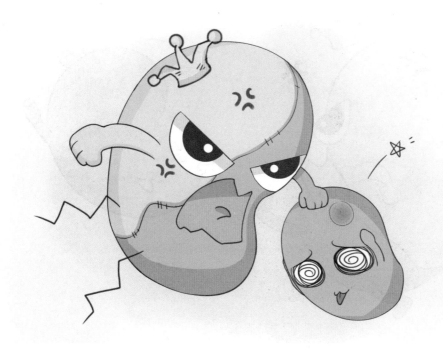

1952 继续问道："那查它有什么用呀？"

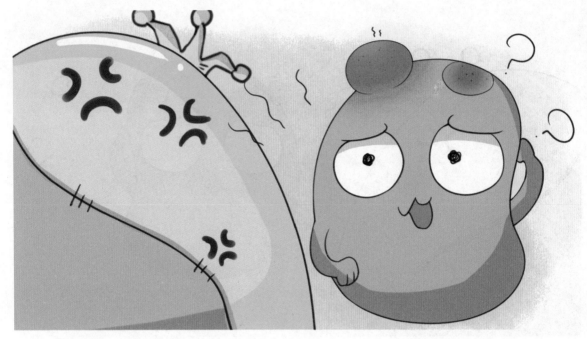

蚕豆病魔王给了 1952 一脚："你连这个都不知道。G-6-PD 可以保护小孩正常的红细胞抵挡氧化破坏，而蚕豆就是很强的氧化剂。如果小孩体内没有 G-6-PD，吃了蚕豆以后红细胞就会被氧化破坏，这时候，我们蚕豆病就可以闪亮登场了！懂了吗！"

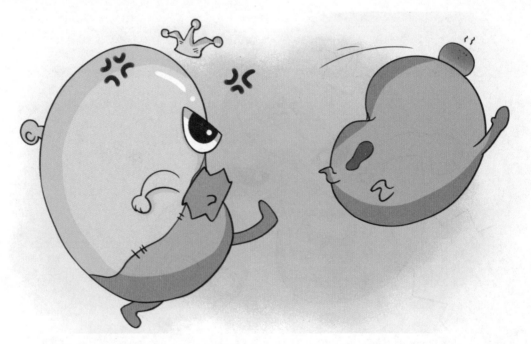

　　1952 捂着脸："懂了，魔王大人，我马上行动。不过大王为什么只检查童童，不检查真真？"

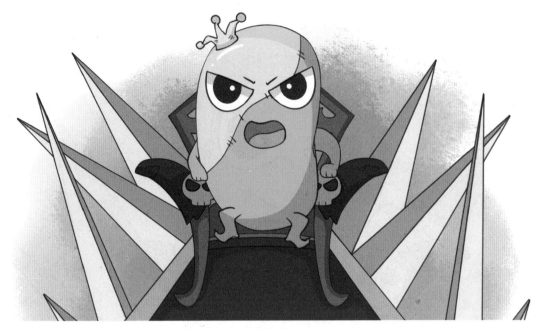

　　蚕豆病魔王哈哈大笑："我们蚕豆病对任何年龄的人都会发起攻击，但最喜欢的还是 9 岁以内小男孩。我们的弟兄主要分布在长江流域以南，尤其是广东、广西、云南、四川这些省份。童童正好满足这俩条件。G-6-PD 缺陷症是一种遗传代谢性疾病，40% 以上病例有家族史，而得我们蚕豆病的基因在 X 染色体上。之前我调查过了，童童的妈妈是基因携带者，童童的爸爸不是。"

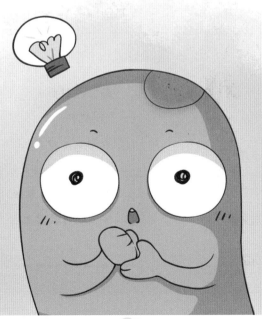

　　1952 恍然大悟："啊，我懂了！所以现在这种情况，童童比真真患病的概率更大。那如果童童的爸爸也是患者，那么真真患病的概率也很大了。"

61

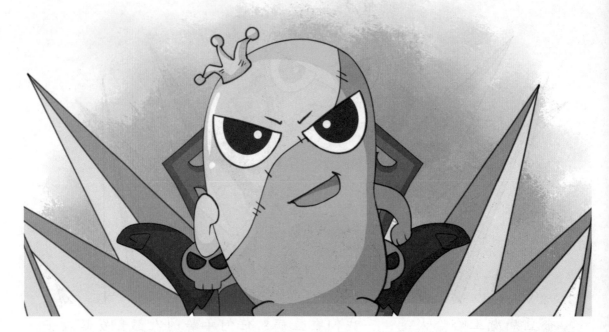

　　蚕豆病魔王呵呵冷笑了两声："你啊，总算聪明一回。现在是吃蚕豆的季节，我们一定要趁此机会，多多使坏。两天内，我要看到童童腹痛、无力、头晕、没胃口。然后要看到他贫血、皮肤黄疸，尿酱油色尿。"

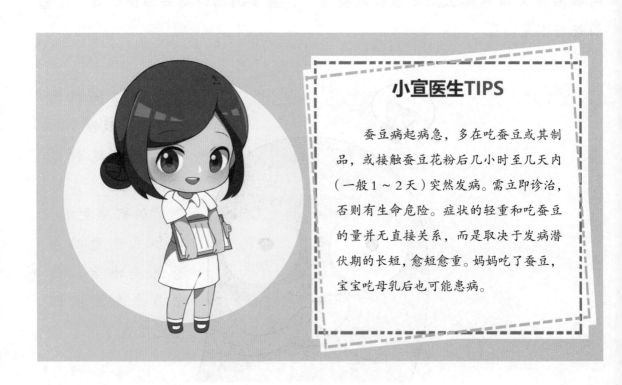

小宣医生TIPS

　　蚕豆病起病急，多在吃蚕豆或其制品，或接触蚕豆花粉后几小时至几天内（一般1～2天）突然发病。需立即诊治，否则有生命危险。症状的轻重和吃蚕豆的量并无直接关系，而是取决于发病潜伏期的长短，愈短愈重。妈妈吃了蚕豆，宝宝吃母乳后也可能患病。

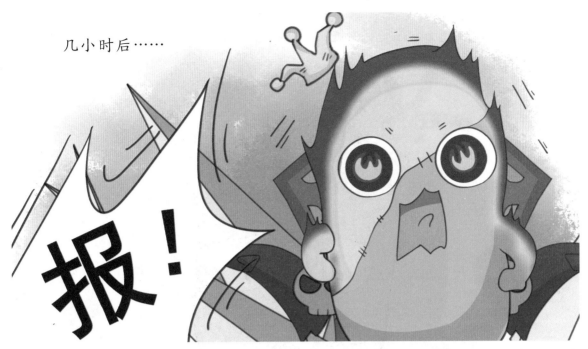

几小时后……

一声响亮的"报！"把蚕豆病魔王吓得从床上滚到地上。一瞅，果然又是那不省心的 1952。

"懂不懂敲门，有没有礼貌！"蚕豆病魔王气得胡子都翘起来了，随后坐到宝座上，清了清嗓子，"探得咋样了？"

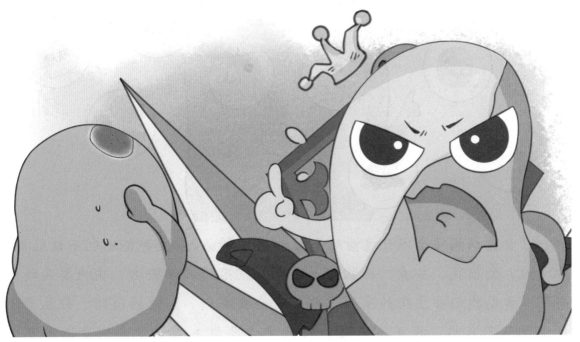

1952 吓得头都不敢抬："魔，魔王，对手太警觉，我无法近身呀。"

"什么情况？"

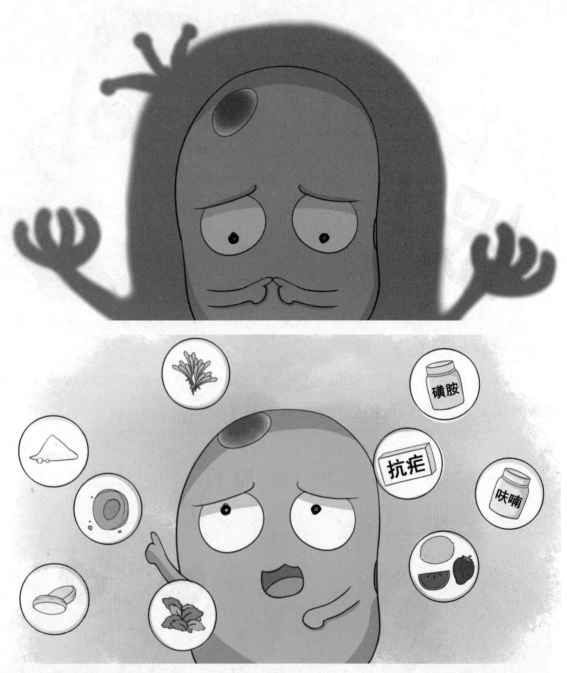

"童童妈妈完全不让童童碰蚕豆和蚕豆制品，蚕豆种植地也不让他去。珍珠粉、金银花、牛黄、樟脑丸、薄荷、抗疟药、磺胺类、呋喃类药物这些可以诱发我们蚕豆病的东西，他家完全找不到。解热镇痛药、维生素C童童也不怎么用，橙子、草莓、猕猴桃这些维生素含量高的食物也不怎么吃。"

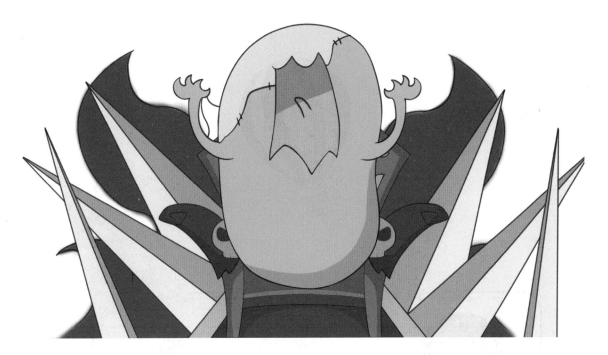

蚕豆病魔王气得牙痒痒："气死我了，如果全天下的家长警惕性都这么高，那我们蚕豆病族岂不是要消亡了？"

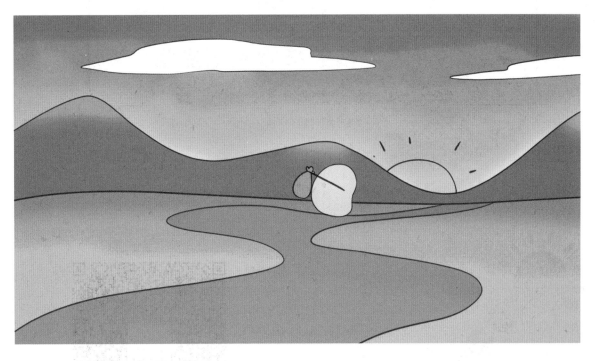

此后几天，1952 不断寻找合适的人选，皆无所获，完不成任务的它最终辞职了。

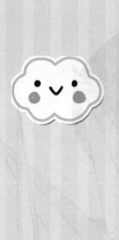
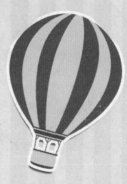
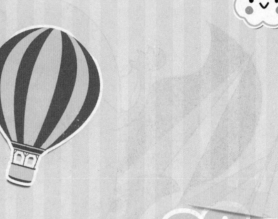
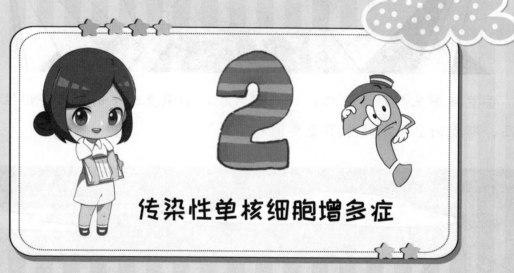

2

传染性单核细胞增多症

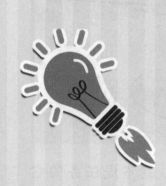

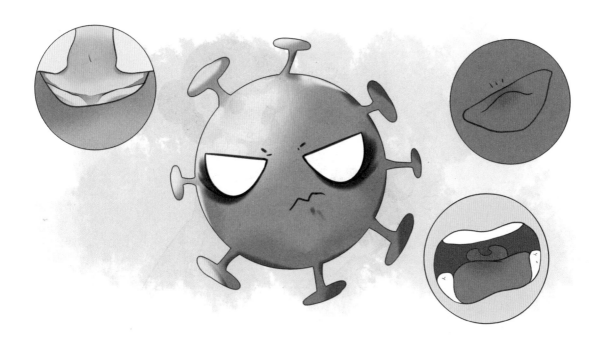

从前，有个病毒叫EB病毒，它住在淋巴系统的细胞中。如果感染了它，宝宝就会出现淋巴结肿大、肝脾肿大、扁桃体肿大化脓等症状。很不幸，真真最近就被这个病毒给缠上了。

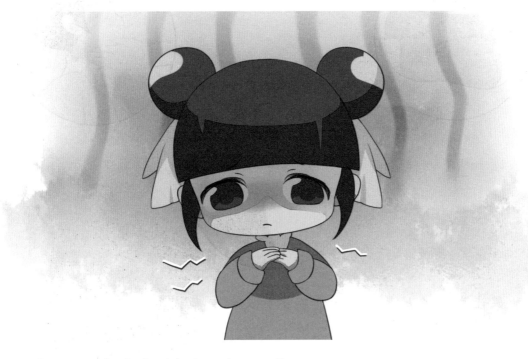

"妈妈，我的嗓子有点不舒服。"

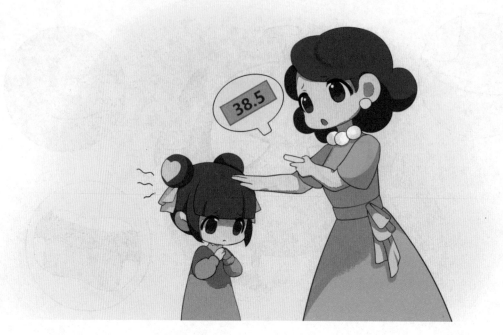

妈妈拿来智能体温计给真真测量体温："38.5℃，有点发烧。"

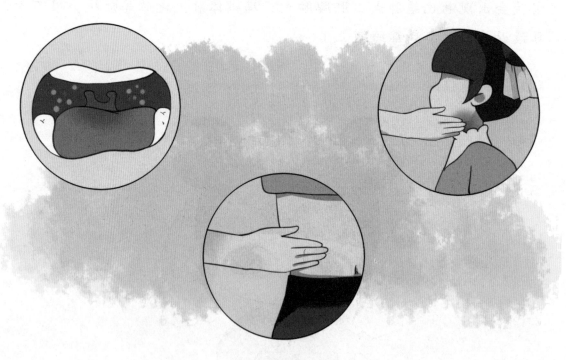

妈妈让真真张大嘴巴，只见扁桃体又红又肿，上面还覆盖着好多白白的东西。妈妈一惊，赶紧让真真躺下，摸了摸真真的脖子，又摸了摸真真的肋骨下方。

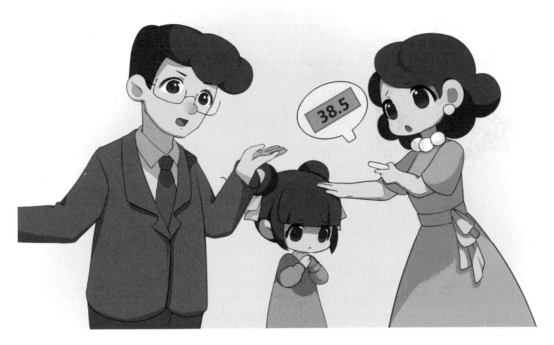

这时爸爸走过来，"会不会是化脓性扁桃体炎？"

"应该不是，我刚摸了，真真的淋巴结有点大，肝、脾好像也有点大，有可能是传染性单核细胞增多症。"妈妈指着真真肋骨下方给爸爸看。

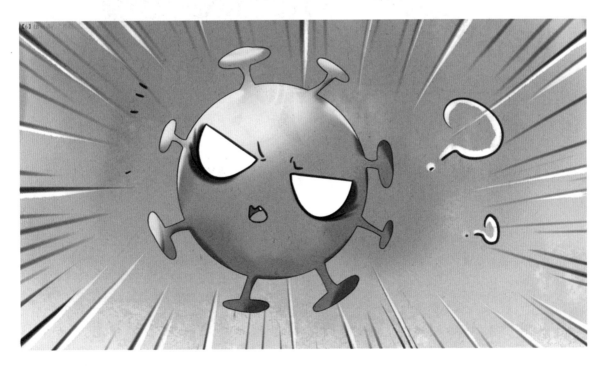

EB病毒说道："糟糕！这么快就被发现了！"

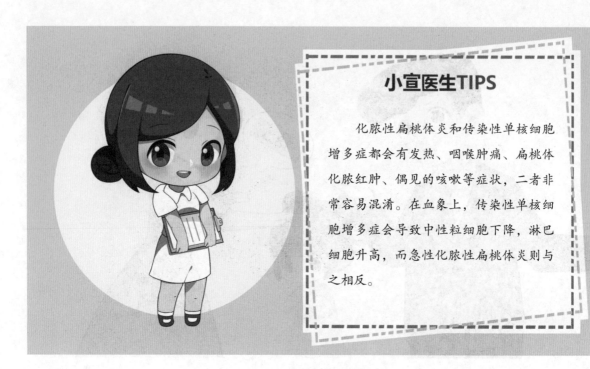

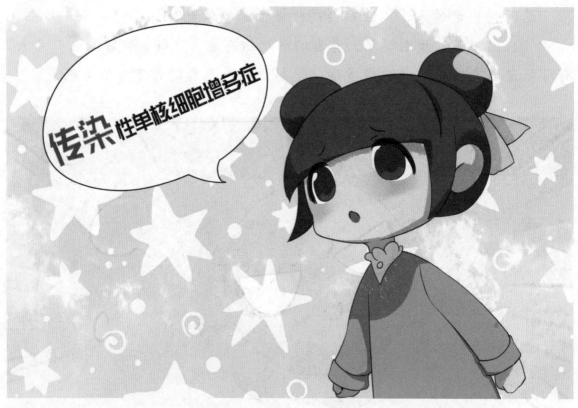

传染性单核细胞增多症

　　真真看着妈妈问道："这个传染性单核细胞增多症名字中有'传染'两字，是不是有传染性呀？"

70

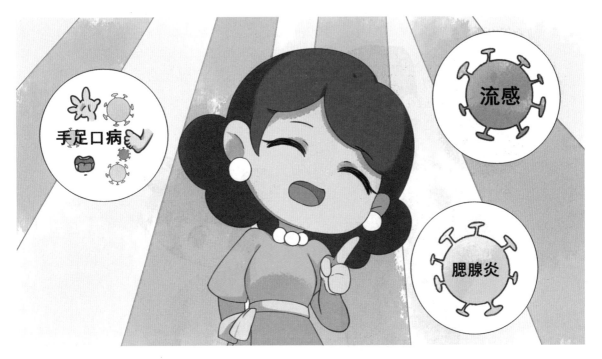

"确实有一定的传染性，但没有我们想象中的那么强，不在国家规定的传染病目录内。比我们熟悉的'手足口病''流感''腮腺炎'等要弱得多哦。"妈妈回答。

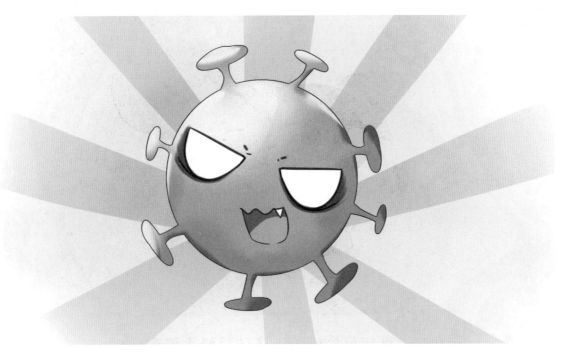

EB病毒说："他们可都是我的老大哥啊，在它们面前我的确不算什么，但是在你们面前，我可以让你们什么都干不了，嘿哈！"

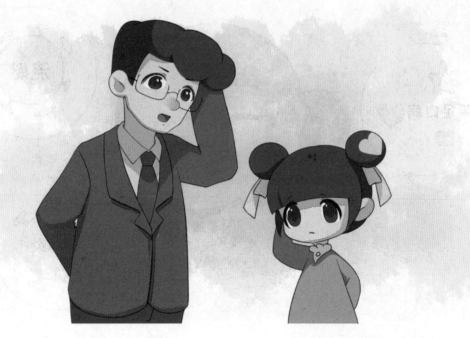

"奇怪，那我怎么会被传染上的呀？"真真挠着后脑勺思索。

爸爸同样疑惑地问道："是呀，真真最近也没去哪里呀？"

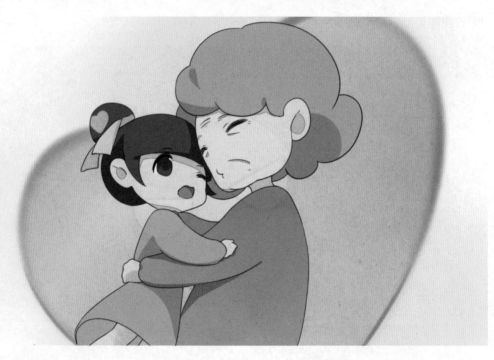

真真一直在想是谁传染给她的。这时奶奶走过来，捏捏真真肥嘟嘟的脸，又亲了亲她，笑眯眯地说："什么传染不传染，我家真真这么可爱，谁舍得传染给她。"

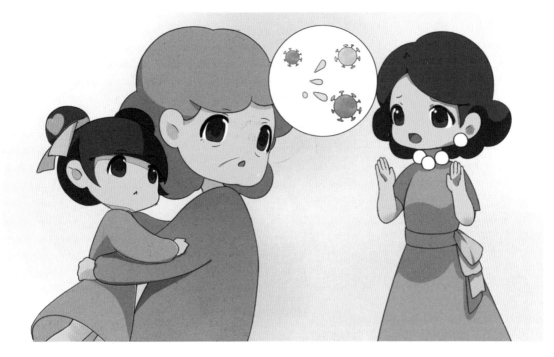

　　妈妈见状立马阻止，并解释给奶奶听："妈，不要随意亲孩子，万一唾液携带某些特定的细菌或病毒，就可能通过亲吻传染哦。"

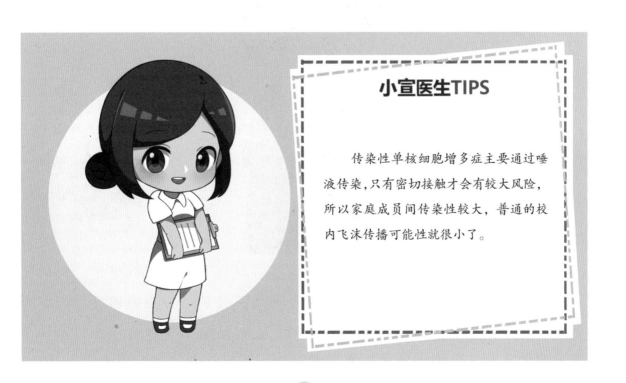

小宣医生TIPS

　　传染性单核细胞增多症主要通过唾液传染，只有密切接触才会有较大风险，所以家庭成员间传染性较大，普通的校内飞沫传播可能性就很小了。

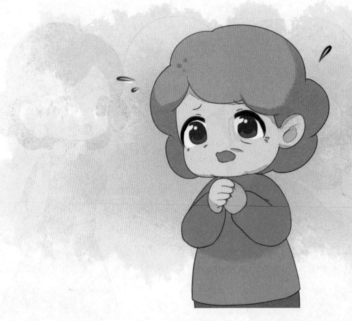

奶奶这才意识到自己做得不对，着急地问道："啊？这么严重啊！下次不会了。那现在真真发烧了怎么办呀？"

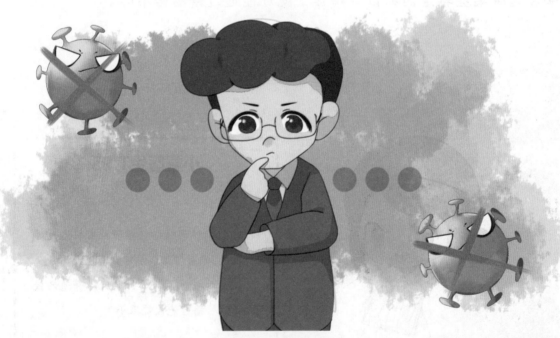

爸爸回忆起以前真真得的急性化脓性扁桃体炎烧一晚就退了，妈妈给他科普："普通的急性化脓性扁桃体炎是细菌感染，抗感染治疗后，细菌很快被杀灭，所以那次真真一晚就退烧了。但是这次如果真的是传染性单核细胞增多症，是病毒感染，没有特效药，可能就不是烧一两天的事了。"

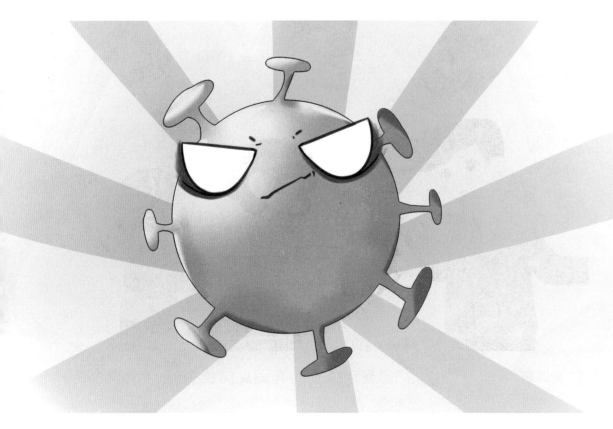

　　EB 病毒得意地说："虽然我传染性不是很强，但是我可以让儿童持续发烧。"

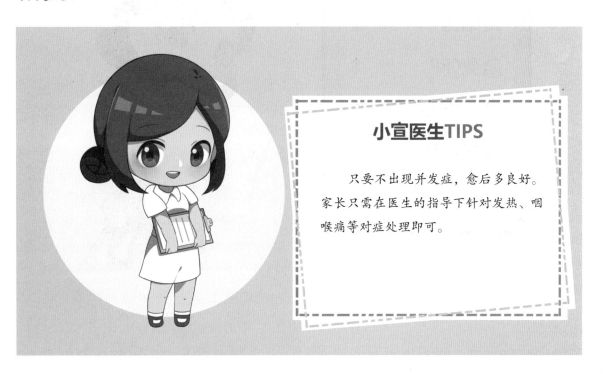

小宣医生TIPS

　　只要不出现并发症，愈后多良好。家长只需在医生的指导下针对发热、咽喉痛等对症处理即可。

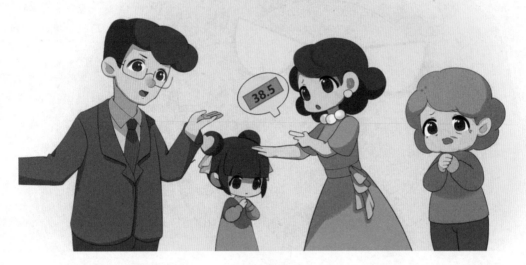

奶奶担心地催促道："我们快带真真去医院检查下吧。"

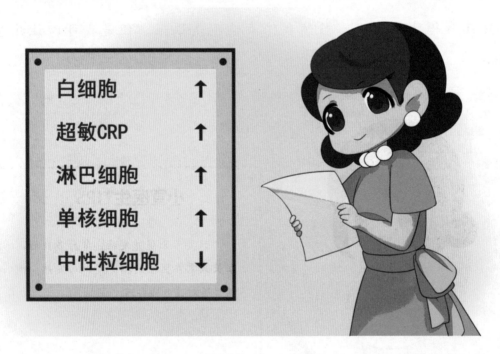

白细胞	↑
超敏CRP	↑
淋巴细胞	↑
单核细胞	↑
中性粒细胞	↓

医院里，妈妈拿了2张检验报告单。血常规上显示白细胞、超敏CRP、淋巴细胞、单核细胞都升高，中性粒细胞下降，肝功能报告上倒是都正常。医生开了一些药，嘱咐一些注意事项，还特地强调家长们不要随意亲吻宝宝。

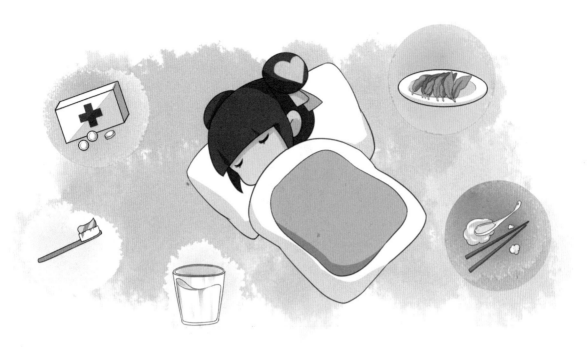

　　之后，真真乖乖在家休息，认真吃药，勤刷牙，多饮水……妈妈做清淡易消化的饭菜，并定期给家中的碗筷、洗漱用品高温消毒，奶奶不再亲真真，爸爸新买了公筷，大家为帮助真真战胜 EB 病毒共同努力着……

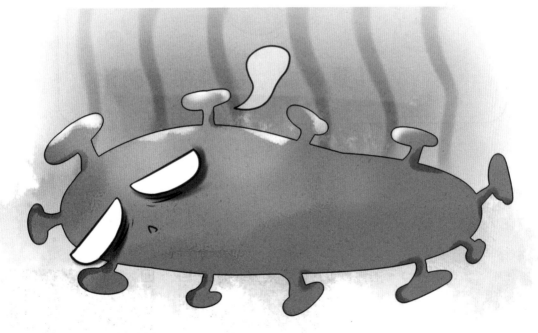

　　EB 病毒就这样被击败了，不过临走前，它还送了小朋友们和家长们一些话："不能盲目用药，要到医院正规治疗；确诊后记得在家中隔离，避免到校园或其他公共场所；肝脾大的孩子不能乱跑以免撞到肿大的脾脏造成出血，记住了吗？我可不想再来了哦！"

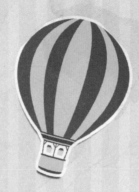

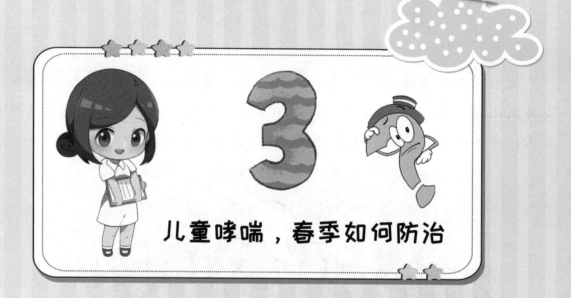

3

儿童哮喘，春季如何防治

上

下

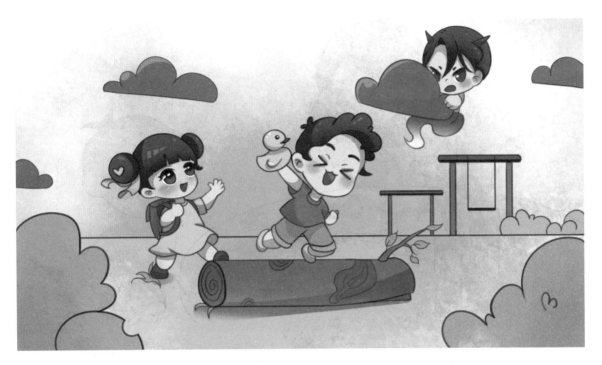

　　春天在哪里呀，春天在哪里，春天在那青翠的山林里……春天来了，小朋友们都在开心地玩耍着，突然听到一阵阵怪叫，原来是哮喘君抓着小朋友不放。

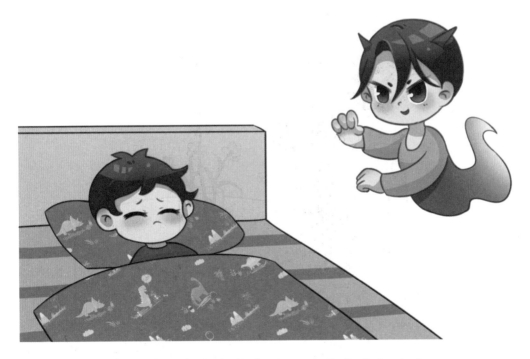

　　这不，哮喘潜伏在童童的家里，对童童发起攻击。

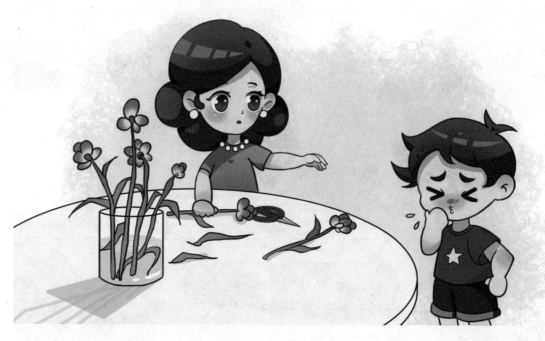

　　一大早，妈妈在客厅插花，童童走了过来，想好好闻一闻花香，没想到连续打了好几个喷嚏，妈妈连忙问："童童怎么啦，感冒啦？"

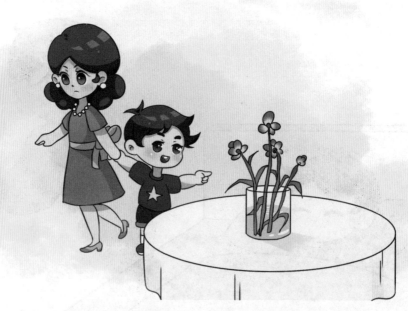

　　童童告诉妈妈自己没有感冒，也没有头痛什么的。妈妈这才反应过来，童童可能是过敏。妈妈让童童离花远一点，童童明白妈妈的意思，问："妈妈，我不会是对花粉过敏吧？"

哮喘在角落里偷笑："原来我一直被人类记着呀！"

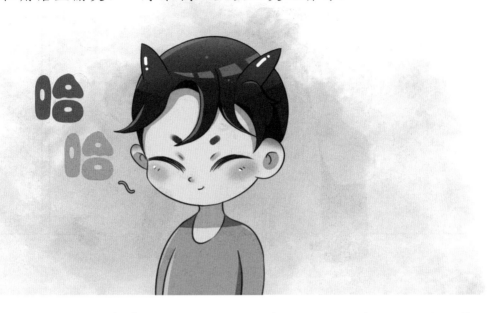

妈妈笑着说："你有哮喘，不能触碰柳絮、梧桐、花粉、蚊虫！"

"好吧，果然是这样……"不能靠近花朵，童童有些失落。

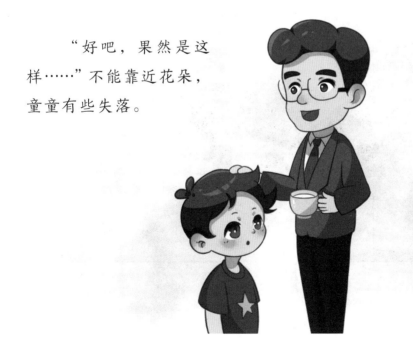

爸爸喝着茶走过来，摸摸童童的头问道："童童，还记得去年爸爸带你去过一次医院吗？"

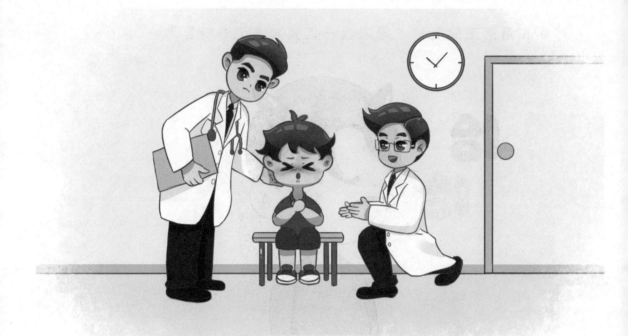

"那天你吃完早饭，没有任何不适去上学。到了幼儿园，进了教室，突然之间觉得呼吸费力、咳嗽、喘不过气来，急忙被送到医院儿科急诊。爸爸赶来医院，最后你就是被诊断为哮喘急性发作。"

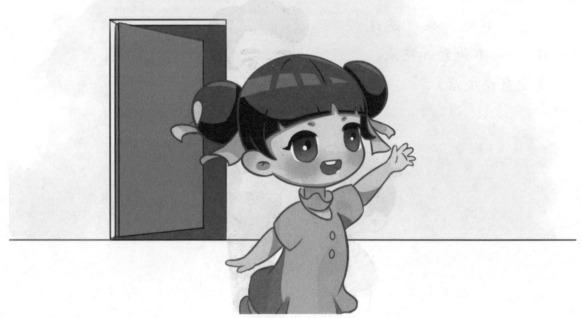

听到医院这事，真真突然从房间里出来，喊道："我记得，我记得……"

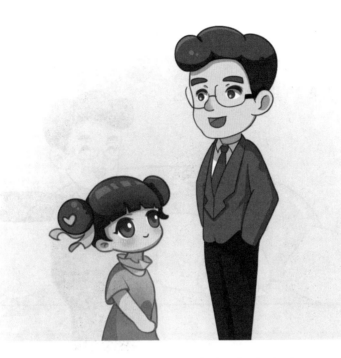

真真问爸爸："不过爸爸，是不是咳嗽就是哮喘啊？我最近也有点咳嗽呀，难道也得了哮喘？"

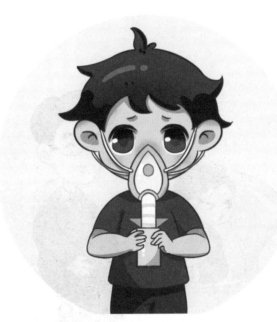

爸爸笑道："咳嗽不代表得了哮喘。哪怕出现 1~2 次气喘，也不能诊断为哮喘。像童童，过去有多次的咳喘病史，且每次发病，来得快，经过雾化吸入及解痉等药物治疗后，气喘明显好转，才被诊断为哮喘。"

童童不开心地抓着衣服，问：
"爸爸，除了我，其他小朋友也
会得哮喘吗？"

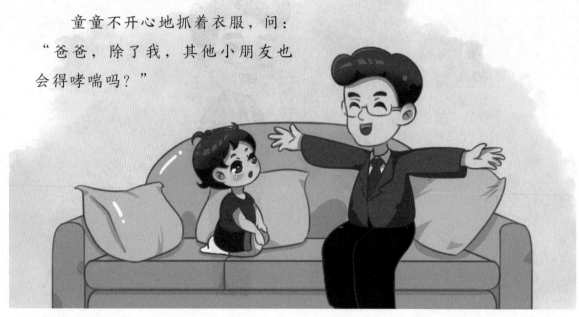

　　爸爸坐下来耐心给童童讲解："当然会啊！比如家庭成员中，爸爸妈妈、爷爷奶奶、外公外婆中有哮喘病史，或者过敏病史的，那么这个孩子得哮喘的概率也就大。而且人数越多，几率越大。"

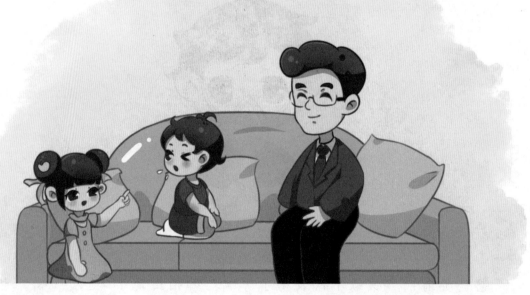

　　童童认真思索着，心里想着："咦，爸爸妈妈都没有哮喘，那我为什么会有呢？"

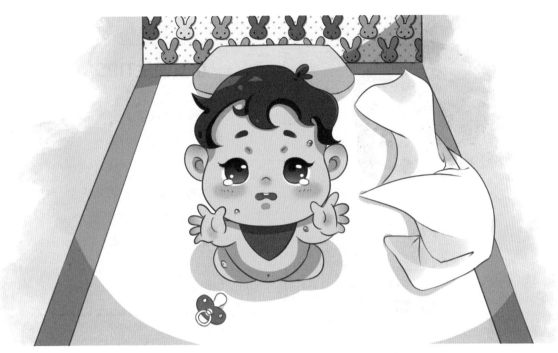

爸爸摸摸童童的头，说："那些是遗传因素。像你，在婴儿时期就有严重的湿疹，而且几乎每次生病咳嗽时，都会出现气喘，或者肺部听到哮鸣音。这种频率越多，患哮喘病几率就越大。"

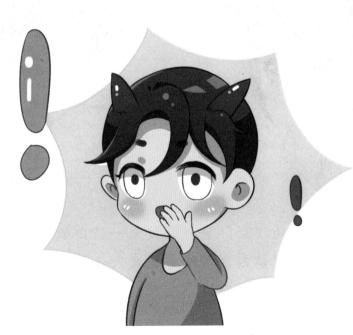

哮喘大吃一惊，没想到这么快就被找到原因了，发出的动静差点被发现。

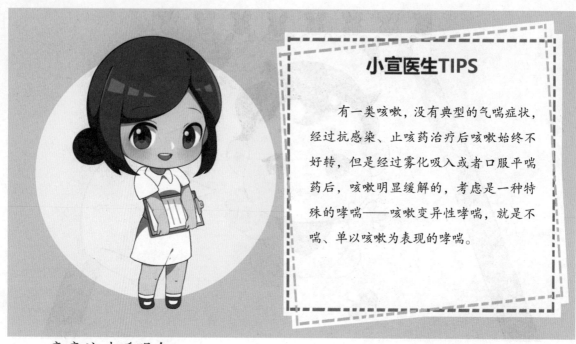

童童这才听明白。

"那确诊哮喘后如何治疗呢？"真真瞪大眼睛问爸爸。

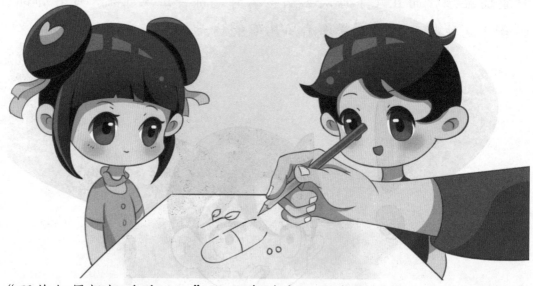

"那你们得好好听听了。"爸爸拿过来一张白纸和笔，边讲解边给童童和真真画示意图，"目前西医首选雾化吸入治疗。哮喘的发作期与不咳喘的缓解期都需要持续做。并且在一段时间内，通常3个月内，没有出现过咳喘，才考虑减少做的次数或用药的量，医学上叫治疗方案下台阶。如果有明确的过敏源，那就避免接触，如花粉、树叶、柳絮、蒲公英等。如果过敏源无法完全避免的，可以服用抗过敏的药物。"

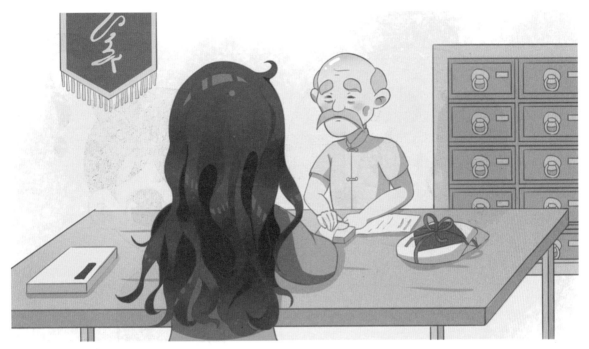

　　童童表示自己以后会尽量避免花粉、树木、柳絮、蒲公英等飞絮过敏源，不过依然向爸爸提问："我一个好朋友的爷爷是老中医，听说中医也可以治疗哮喘，爸爸，这是真的吗？"

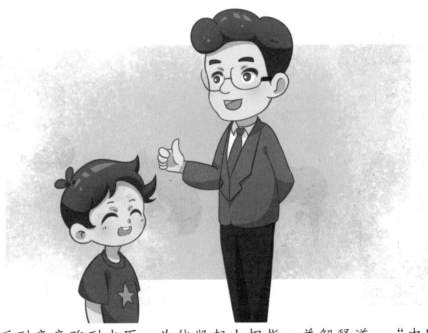

　　爸爸听到童童聊到中医，为他竖起大拇指，并解释道："中医对于哮喘的治疗也很有疗效的。但是发作期和缓解期、恢复期的药物不同，且因人而异，到时候咱们找儿科的中医师给辨证论治就可以啦。"

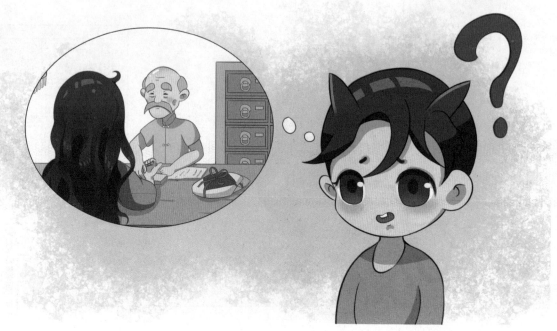

哮喘听到中医两个字害怕得不得了,它这才知道人类治疗自己的方法如此之多。

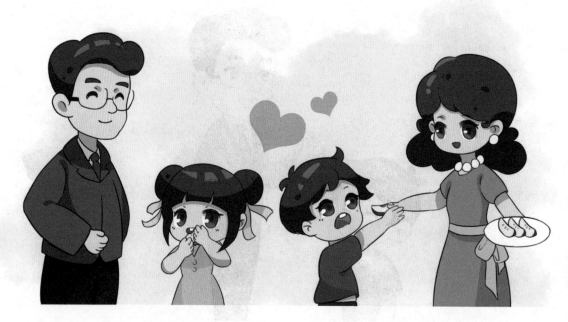

妈妈在一旁边听边为大家削苹果:"孩子们,你们的生长发育是有关键期的,6岁时开始换牙,12岁时青春期发育。把握好这两个节点,配合好治疗,事半功倍哦!"

童童吃着苹果俏皮回答："那必须！"

爸爸又补充道："你们知道三伏天和三九天吗？"童童和真真摇摇头。

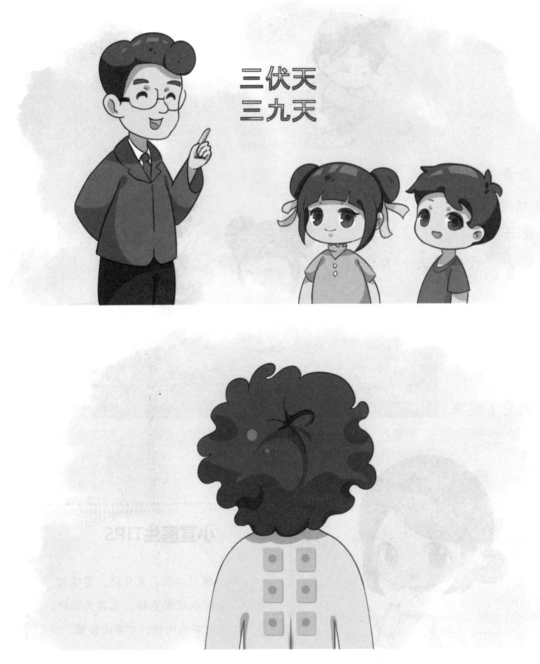

妈妈说："每年7～8月天气特别炎热时，可以去医院行三伏贴治疗，所谓冬病夏治；每年12月至来年1月天气特别寒冷的时候，可以去医院进行三九贴治疗，所谓冬病冬治。"

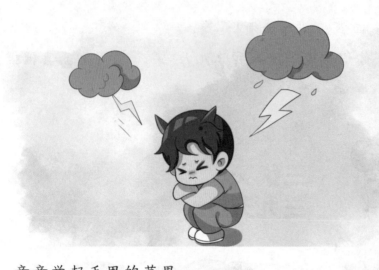

听到冬病夏治、冬病冬治，哮喘开始怕了，感觉自己是真的危险了。

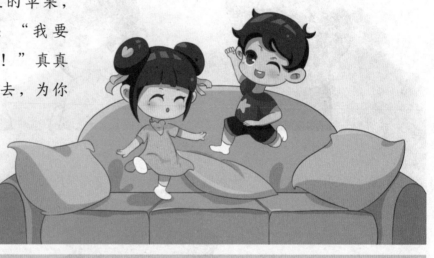

童童举起手里的苹果，激动地跳了起来："我要去！走开吧，哮喘！"真真也喊道："我也要去，为你助威！"

爸爸妈妈看着童童和真真满脸自信的样子，开心地笑了起来。

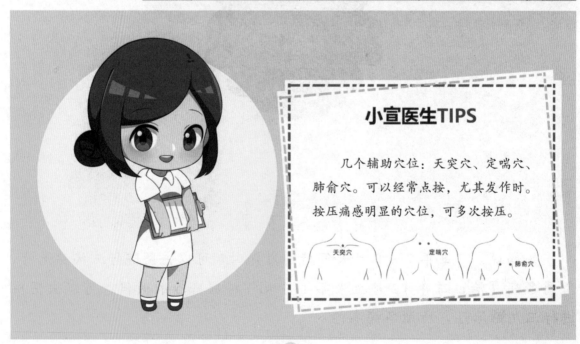

小宣医生TIPS

几个辅助穴位：天突穴、定喘穴、肺俞穴。可以经常点按，尤其发作时。按压痛感明显的穴位，可多次按压。

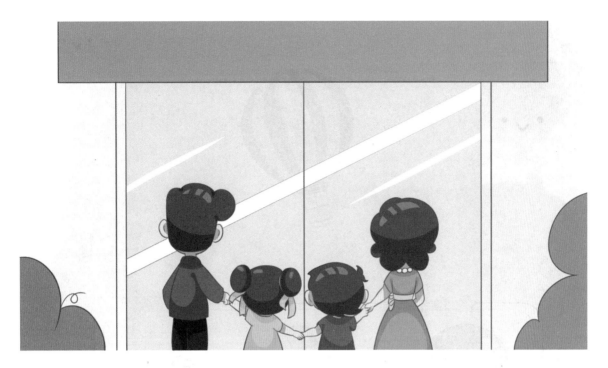

之后的日子里，童童认真随爸爸妈妈去医院治疗哮喘，平时尽量避免接触过敏源。

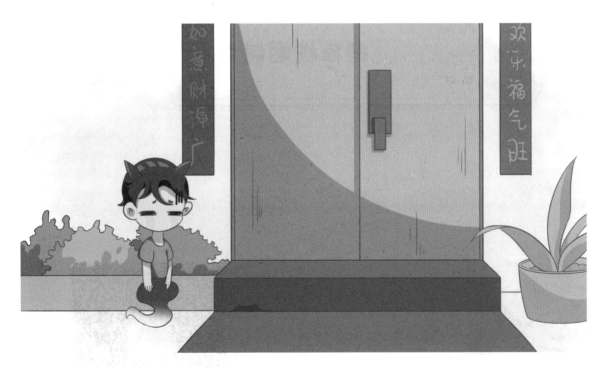

又是一个春天，已经听不到童童哮喘的声音了，因为它已经被打得遍体鳞伤，半步也不敢踏进童童家了。

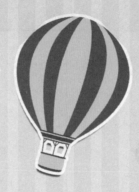
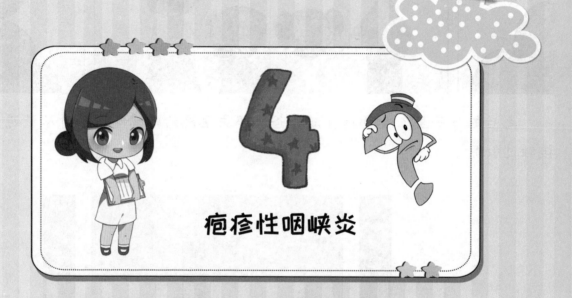

4

疱疹性咽峡炎

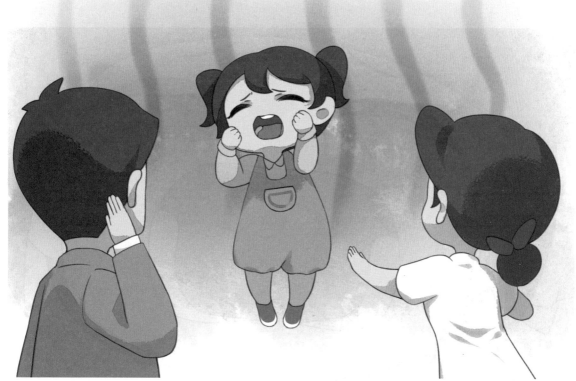

　　从前，有一位叫"手足口病"的小病魔，搞哭了很多小朋友，弄慌了很多爸爸妈妈。它有一个"小弟"——疱疹性咽峡炎，一到炎热的夏季，它就蠢蠢欲动。而这次它的目标居然是真真所在的幼儿园。

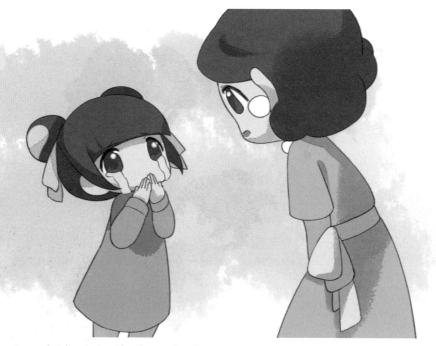

　　放学回到家后，真真手捂着嘴巴喊道："嘤嘤嘤，好疼……好疼呀。妈妈，我的嘴里好像长了东西，还一直流口水，好难受……"

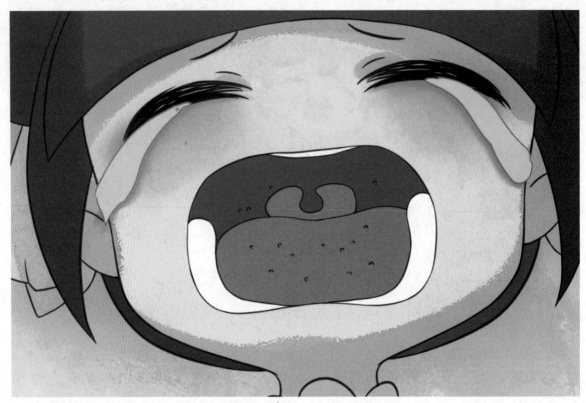

妈妈让真真张大嘴巴"啊——",仔细察看后说:"真真,你的嘴里长了疱疹!"

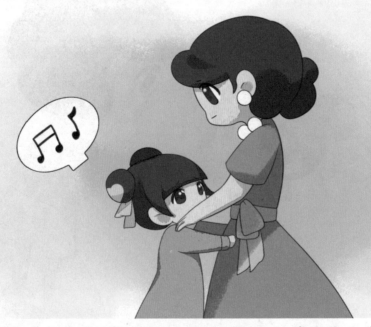

真真抓着妈妈的衣服问个不停:"妈妈,我不会和童童上次那样得了手足口病吧?!呜呜,我还要参加歌唱比赛呢。"

妈妈告诉她，这次得的是疱疹性咽峡炎，并给她科普疱疹性咽峡炎与手足口病的区别："刚开始发病时，手足口病与疱疹性咽峡炎很像，但它们的主要区别呢，就是看手、脚和屁股有没有皮疹。来，妈妈给你检查下！"

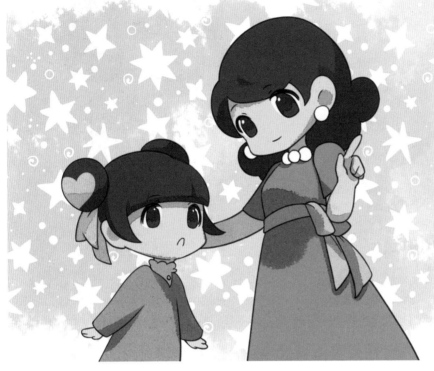

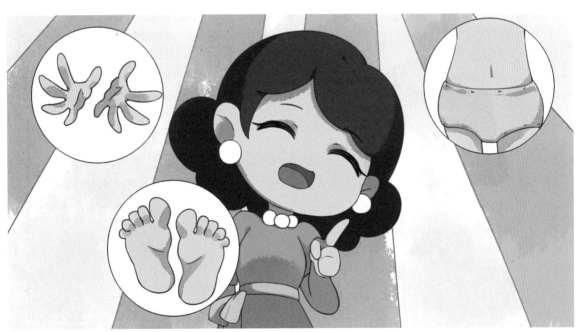

说完，妈妈检查了下真真的手心、脚心和屁股，说："你看，都没有皮疹吧，你只有嘴巴里有疱疹。"

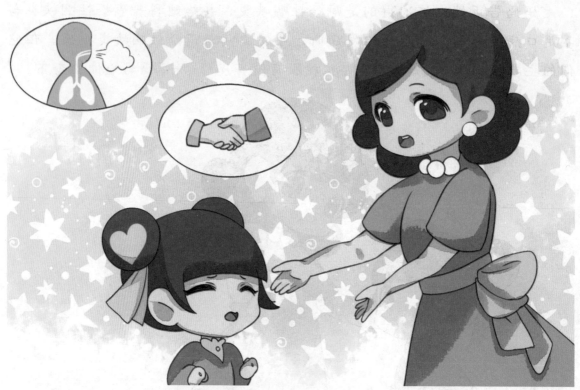

真真问妈妈疱疹性咽峡炎严不严重，妈妈说："疱疹性咽峡炎传染性也很强，它与手足口病一样都是通过呼吸道和接触传播。"

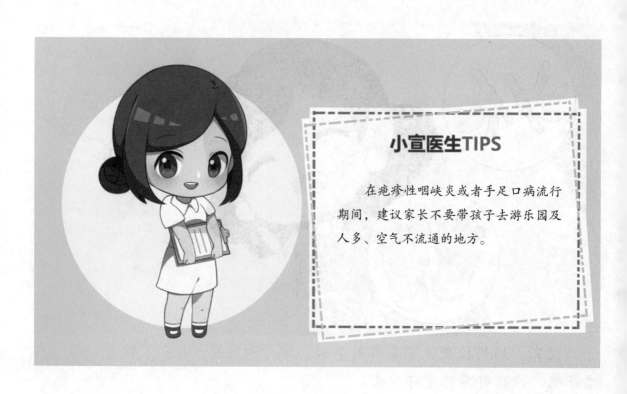

小宣医生TIPS

在疱疹性咽峡炎或者手足口病流行期间，建议家长不要带孩子去游乐园及人多、空气不流通的地方。

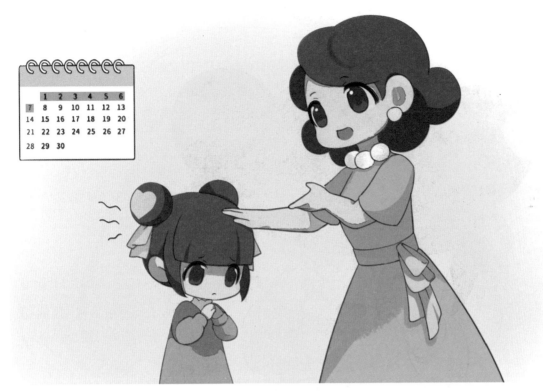

　　知道了疱疹性咽峡炎传染性的厉害，真真很不开心。妈妈安慰她："别担心，宝贝，一般疱疹性咽峡炎的病程是一周。只要疱疹不再增多，表面开始长膜了，体温就会降下来，慢慢你就会感觉好多啦。"

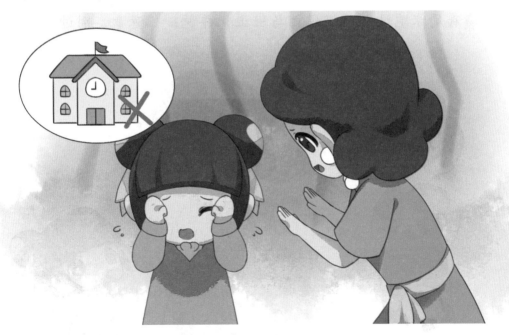

　　真真哭着问妈妈："那我能上学吗？我好想念我的小伙伴呀，呜呜——"

　　妈妈说："不可以哦！去上幼儿园的话容易传染给其他小朋友，到时幼儿园出现交叉传播就麻烦了。所以近期你只能请假待在家里啦。"

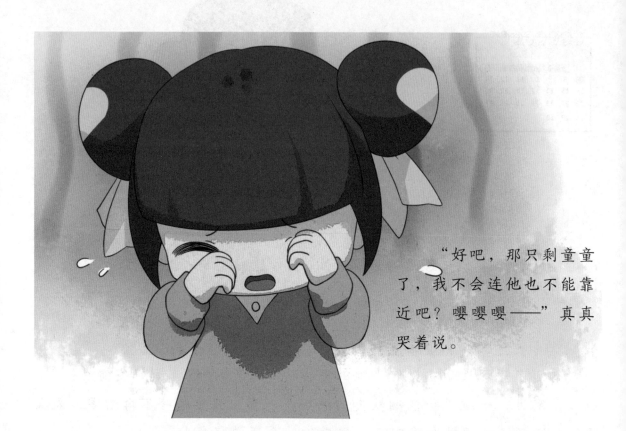

"好吧，那只剩童童了，我不会连他也不能靠近吧？嘤嘤嘤——"真真哭着说。

童童踢着足球跑过来，妈妈立马阻止，并说："童童，别过来！"

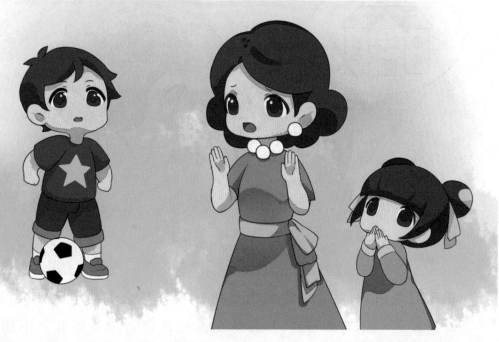

童童不知道妈妈为什么不让他靠近真真，瞪大眼睛看着真真和妈妈。

妈妈拾起足球，跟童童和真真说："你们俩近期最好是不要待在一起。而且，餐具和洗漱用具也要分开用，妈妈都会将它们放入沸水煮15分钟以上哦。"

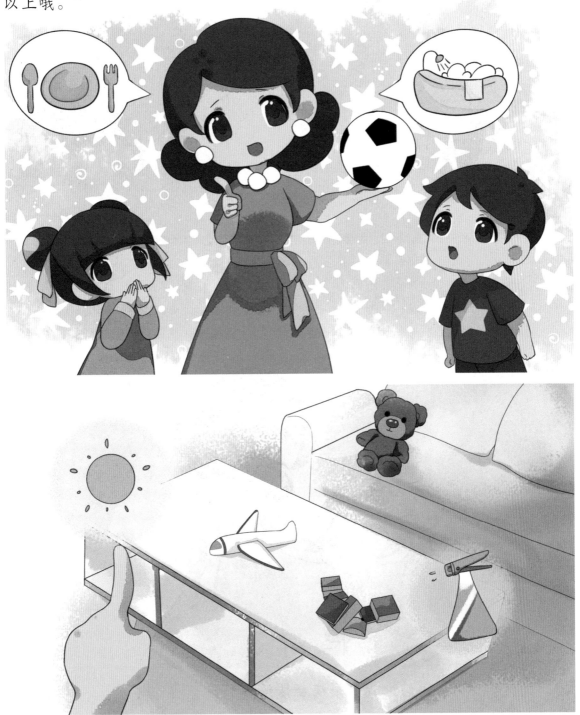

妈妈又指着茶几上的玩具说："这些玩具，还有衣服被子，妈妈也都要拿到太阳下晒的。"

听了半天，童童这才知道真真生病了，同情地看着真真，想抱却不能靠近她。

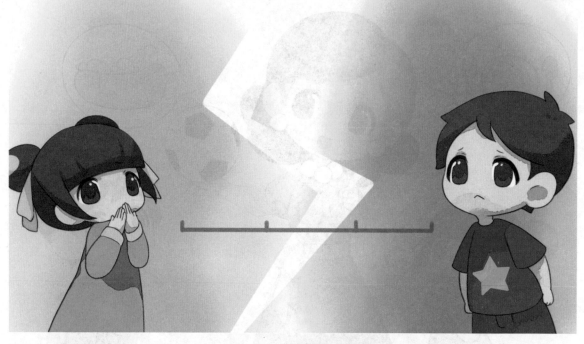

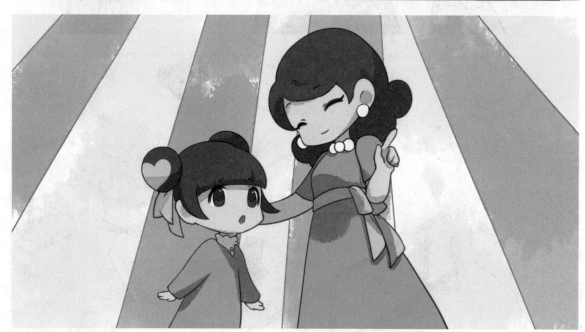

真真又问："妈妈，我这个病会传给你和爸爸吗？"

妈妈笑道："哈哈，大人很少被传染啦！"

"那我要抱抱。"真真撒娇地说。

童童拿来小零食吃着，真真看到后问妈妈："那我吃东西有什么需要注意的吗？"

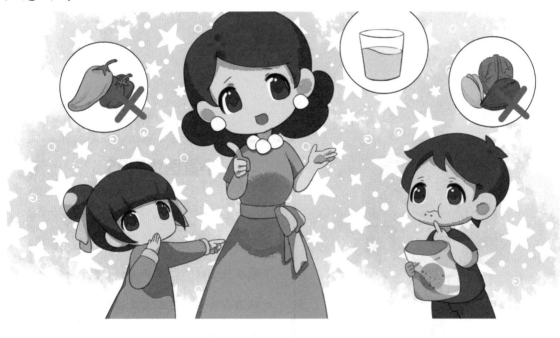

"原则上尽量吃好消化的食物，不要吃上火的、硬的食物。要多喝水。但是你现在本来就嘴巴痛，吃不进东西，除了辛辣重口的东西，想吃啥就吃啥吧。"妈妈回答。

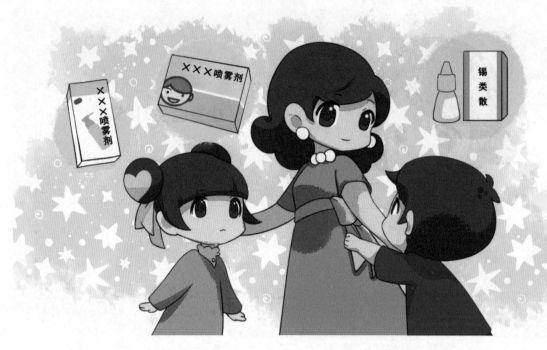

　　童童记得之前自己生病还吃药了，于是问妈妈："真真需要用药吗？"

　　妈妈摸摸童童的头，说："可以喷些药，让真真不那么痛。比如，金喉健喷雾剂、锡类散等。"

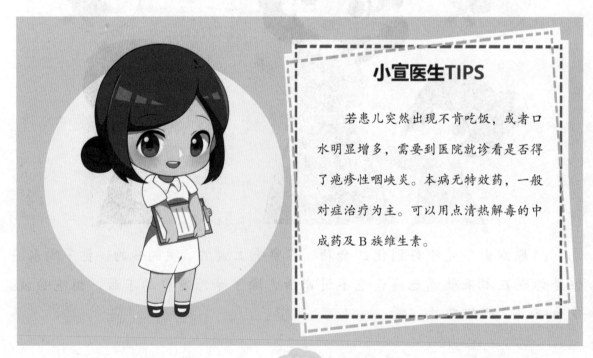

小宣医生TIPS

　　若患儿突然出现不肯吃饭，或者口水明显增多，需要到医院就诊看是否得了疱疹性咽峡炎。本病无特效药，一般对症治疗为主。可以用点清热解毒的中成药及B族维生素。

妈妈知道真真下下周要参加一个歌唱比赛，安慰真真："真真啊，不用担心，按照妈妈说的去做，你一定可以参加歌唱比赛的！"

童童也鼓励真真："是呀，是呀，真真可是最棒的！"

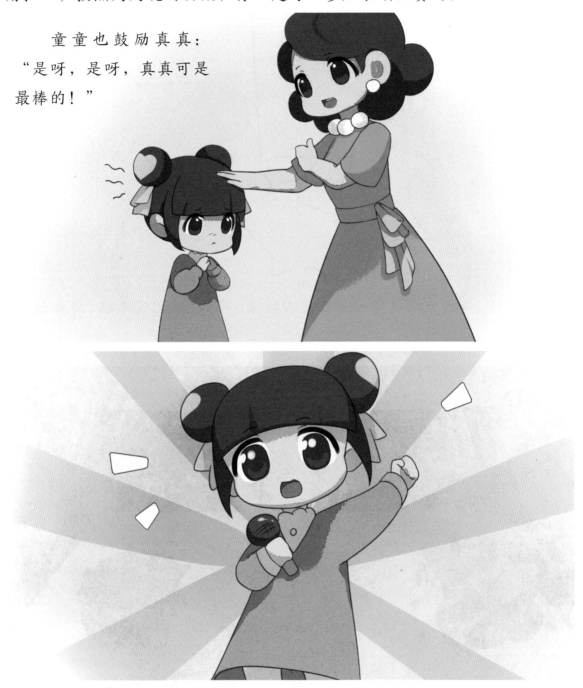

听了妈妈和童童的鼓励，真真信心十足，拿起茶几上的小话筒对他们说："好，从现在起，我要认真与疱疹性咽峡炎对抗，早点打败它，登上歌唱舞台，拿个第一名回来！"

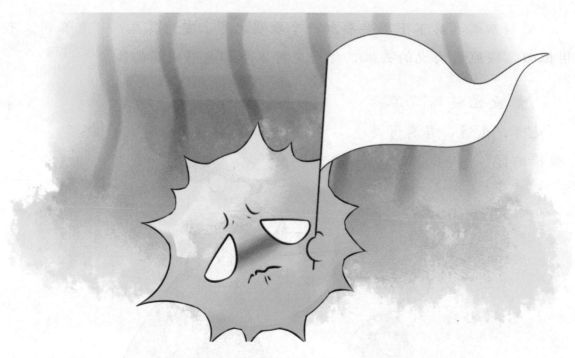

几天后，疱疹性咽峡炎向真真宣告投降，它的"幼儿园之旅"随之结束。

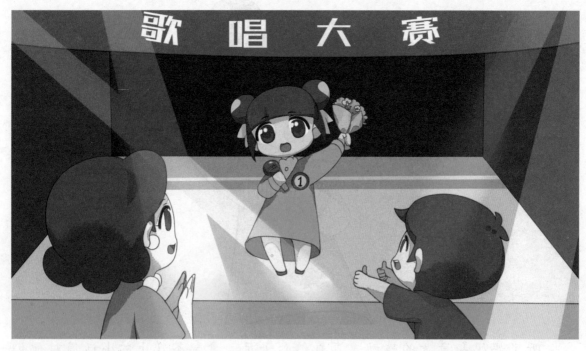

真真每天在家认真练习唱歌，如愿以偿登上了比赛舞台，并且拿了第一名，妈妈和童童在台下挥手为她欢呼。

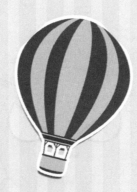
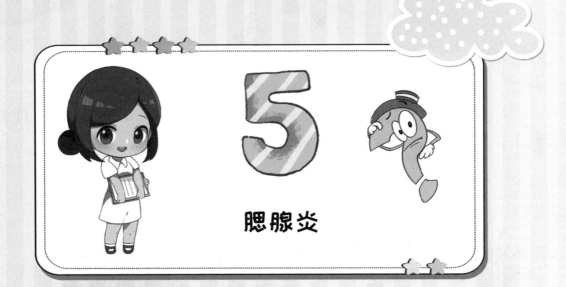

5

腮腺炎

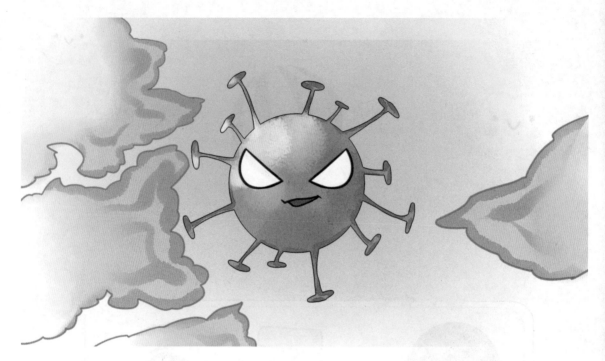

人类的呼吸道是病毒们喜爱的大本营，腮腺炎病毒也不例外。到了春夏两季，腮腺炎病毒便开始肆意妄为。

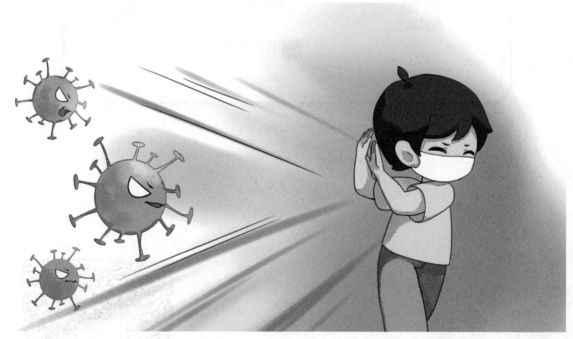

腮腺炎病毒很是狡猾，哪怕注意卫生也不一定能抵挡，人类不仅需要远离腮腺炎患者，还要注意避开隐性感染者。如果哪个患者隔离时间没有达标，或者没有出现典型的表现，都很容易被忽视从而进行传播。

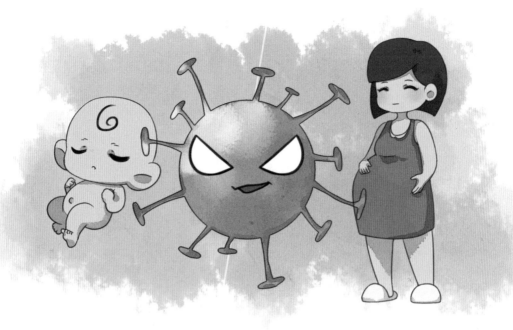

不仅如此，腮腺炎病毒还会对胎儿痛下狠手。孕早期的孕妇一旦接触到腮腺炎病毒，就很有可能经过胎盘传给胎儿。

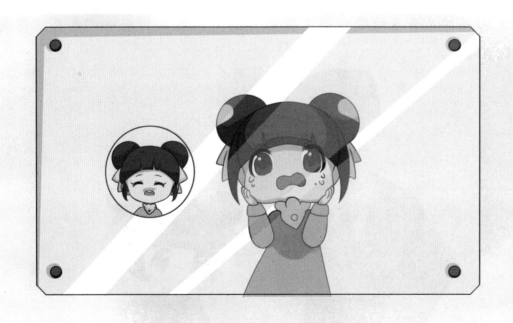

这天，刚回到家的真真照着镜子哇哇大哭。"呜呜呜！我原来是葵瓜子脸，现在变成了大鸭梨脸，小朋友也嘲笑我，我不要去幼儿园了！呜呜呜……"只见真真两个脸颊肿起，确实像一个大鸭梨。

童童见状过来安慰，鼓起两个腮帮："真真别伤心，你看我现在的脸，像不像个气球？"

看到童童的滑稽样，真真破涕为笑。

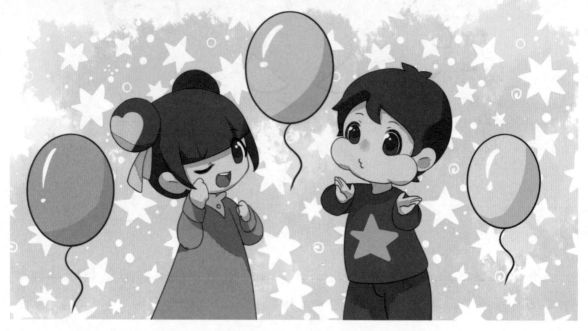

爸爸观察了真真的脸，摸了摸真真的头，做出判断："真真，你是得了腮腺炎了"。

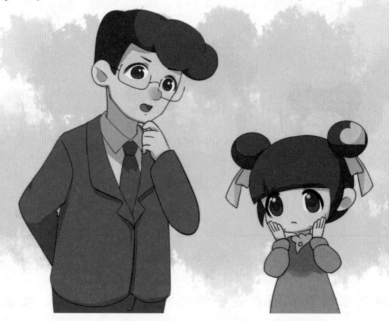

"腮腺炎？爸爸，之前我们班的蔓蔓好像也得了腮腺炎，现在她还在家休息呢。"真真激动地脱口而出。

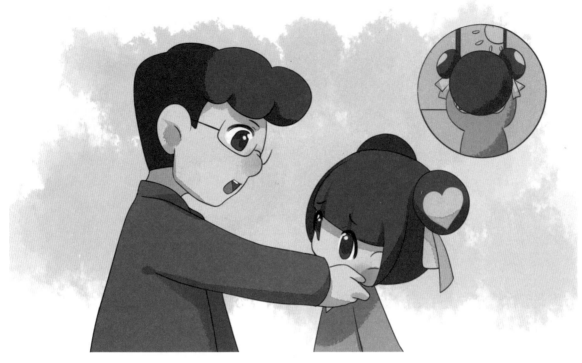

　　"那就没错了。"爸爸端详了下真真的耳垂，"真真，化脓性腮腺炎一般是一边肿，你现在两边脸都肿了，估计是流行性腮腺炎。为了避免交叉感染，童童你先回房间吧。这段时间，你们两个小朋友需要隔离一下。"

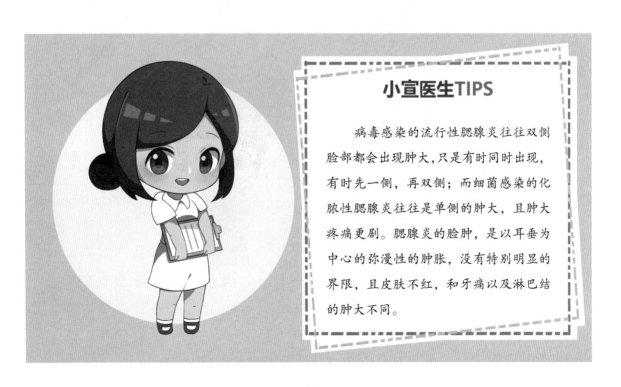

小宣医生TIPS

　　病毒感染的流行性腮腺炎往往双侧脸部都会出现肿大，只是有时同时出现，有时先一侧，再双侧；而细菌感染的化脓性腮腺炎往往是单侧的肿大，且肿大疼痛更剧。腮腺炎的脸肿，是以耳垂为中心的弥漫性的肿胀，没有特别明显的界限，且皮肤不红，和牙痛以及淋巴结的肿大不同。

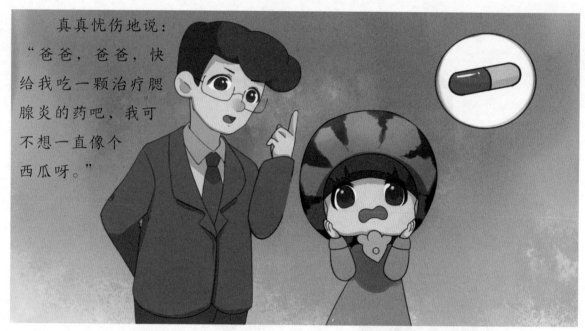

真真忧伤地说："爸爸，爸爸，快给我吃一颗治疗腮腺炎的药吧，我可不想一直像个西瓜呀。"

"腮腺炎没有特效药，只能对症治疗。不过真真别担心，待会爸爸给你冲一包板蓝根，再用仙人掌捣成泥给你敷一敷肿的地方。"

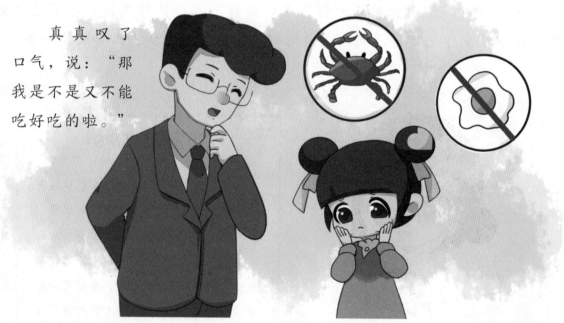

真真叹了口气，说："那我是不是又不能吃好吃的啦。"

"对啊，要想早点好，饮食一定要清淡，海鲜、鸡蛋这些我们就暂时不碰啦。注意休息，多喝水，今晚早点睡觉，相信真真会很快好起来的。明天爸爸打电话给预防接种部门了解下，听说现在有个'麻腮风'疫苗，看看之后能不能帮你和童童打上。"

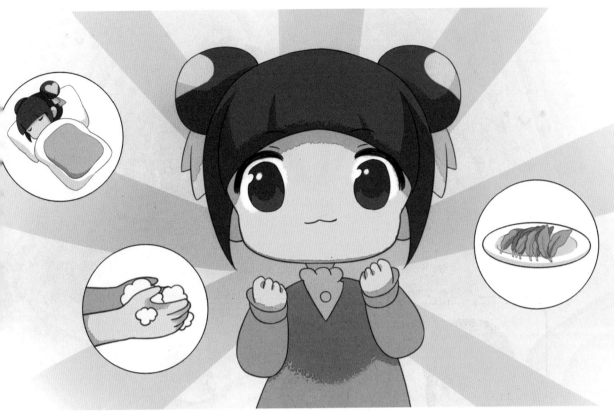

　　真真突然重拾信心："好的，爸爸，我要早睡觉、多洗手、多吃蔬菜，将腮腺炎病毒去光光！"

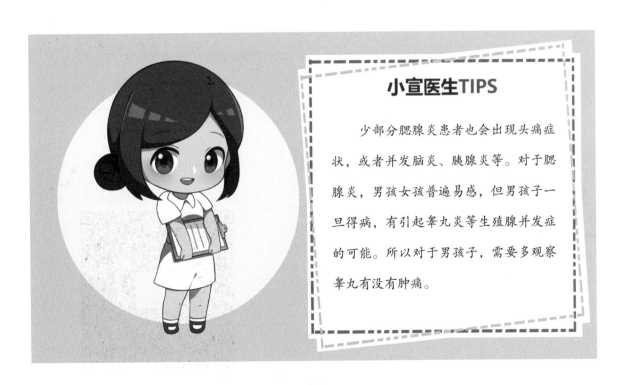

小宣医生TIPS

　　少部分腮腺炎患者也会出现头痛症状，或者并发脑炎、胰腺炎等。对于腮腺炎，男孩女孩普遍易感，但男孩子一旦得病，有引起睾丸炎等生殖腺并发症的可能。所以对于男孩子，需要多观察睾丸有没有肿痛。

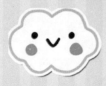

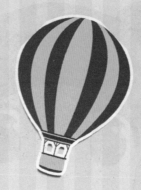

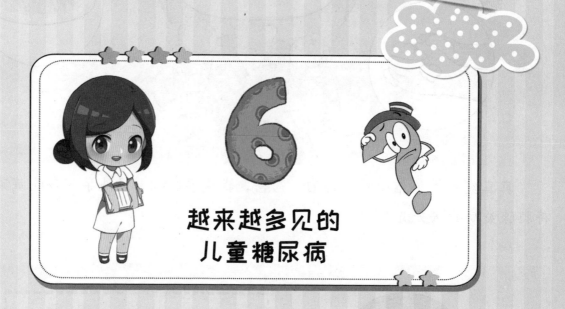

6

越来越多见的
儿童糖尿病

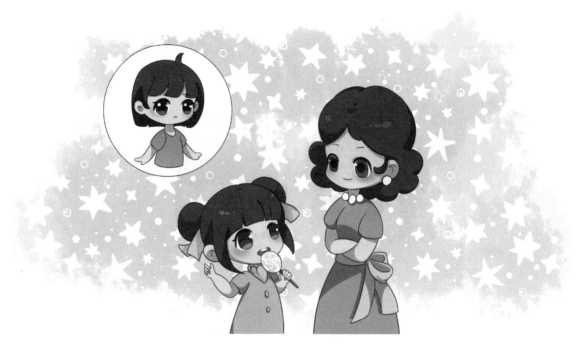

"在幼儿园里我和其他小朋友可以吃糖，为什么朵朵不可以？"真真不止一次问过妈妈这个问题，毕竟朵朵是自己最好的小伙伴。

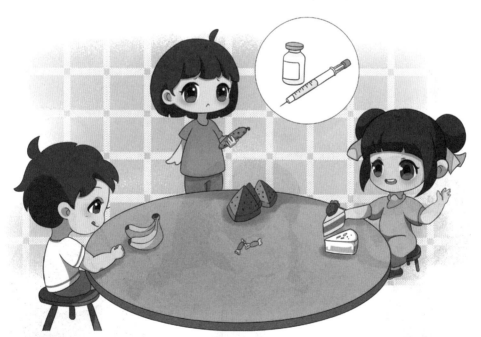

每天下午，老师组织大家一起吃小蛋糕、水果的时候，朵朵只能坐在一边吃自己从家里带过来的黄瓜或番茄。朵朵知道自己不能乱吃东西，还要定时给自己"扎针"。

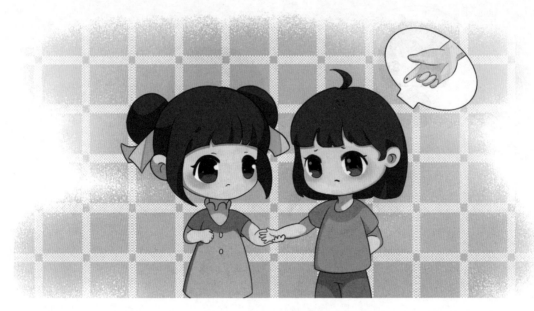

　　一个阳光明媚的早晨，朵朵来到真真家里做客。真真又问妈妈："昨天有小朋友看到朵朵扎手，说她生病了要打针，不敢跟她玩。妈妈，朵朵很奇怪吗？"

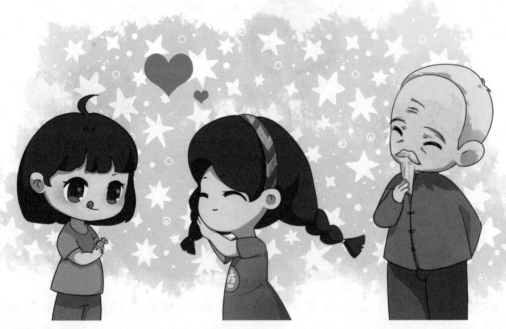

　　糖尿病说："大家都以为我偏爱年纪大的爷爷奶奶，其实我也喜欢爱吃糖的小朋（糖）友。"

妈妈摸摸朵朵的头说："我们朵朵不奇怪，生病就是要早点治疗呀，乖，不怕，会好的。"

"可是为什么我会得糖尿病，我不想当'糖宝'。"朵朵小声说道。

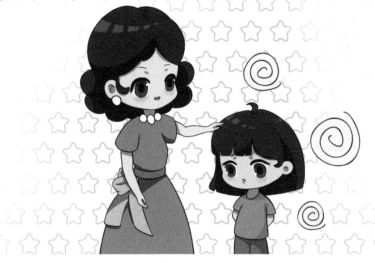

妈妈把真真、朵朵拉到沙发上坐着，并拿着医学书讲给她们听："人体内有一个很勤劳的东西，叫胰岛素。它每天辛勤工作，帮助人体细胞内转运葡萄糖，促进糖吸收、蛋白质合成，转化成每天需要的能量。可是有一部分孩子生下来就胰岛素很少，或者环境、免疫等原因造成胰岛素分泌不足，这样代谢糖、利用糖的能力就不行，就会出现血糖增高。这种孩子得的是 1 型糖尿病，是必须要打胰岛素的糖尿病。儿童糖尿病大部分属于这类。"

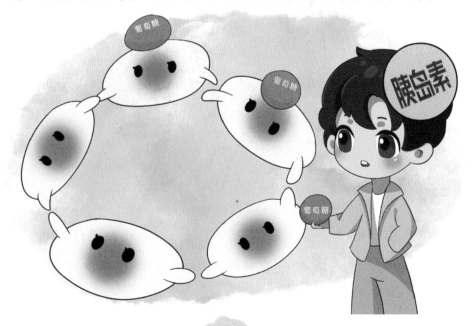

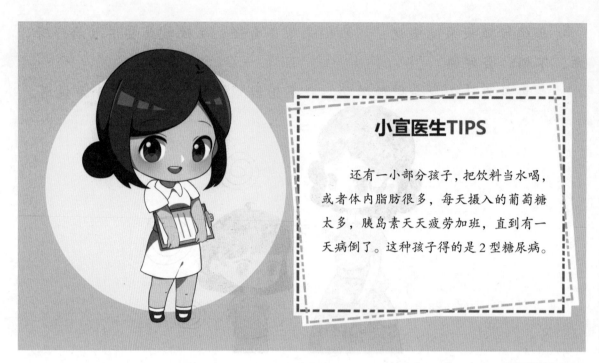

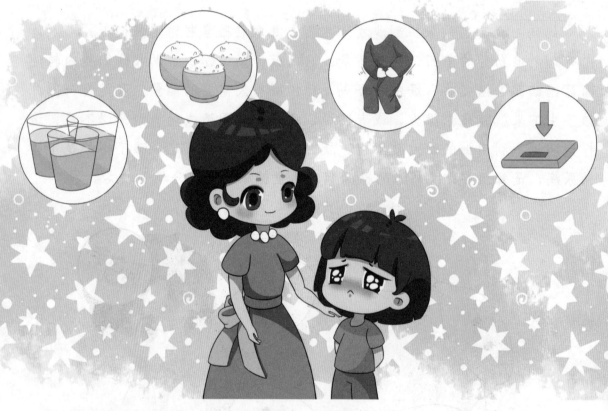

朵朵站在电子秤上，上面显示"偏轻"，朵朵大哭："我又瘦了……"

妈妈安抚朵朵："这是儿童糖尿病症状之一'三多一少'，即多饮、多食、多尿、体重减轻。"

糖尿病说："友情提醒广大小朋友以及家长，要留心'酮症酸中毒'，那是患上我以后出现的常见的严重并发症——急性的剧烈的腹痛、呕吐等症状，也会有乏力、肌肉疼痛、脱水、深大呼吸、皮肤干燥等。当然这个症状也可能是首发症状：有些小朋友是发生了'酮症酸中毒'后，在医院才检查出我的存在，这就有点大意了。如果诊断治疗不及时，严重的会出现昏迷，甚至影响生命。"

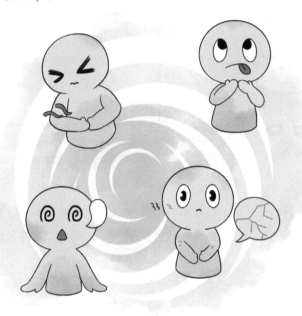

真真拿来朵朵测好的血糖仪给妈妈看："妈妈，朵朵今天饭后测的血糖是11mmol/1"。

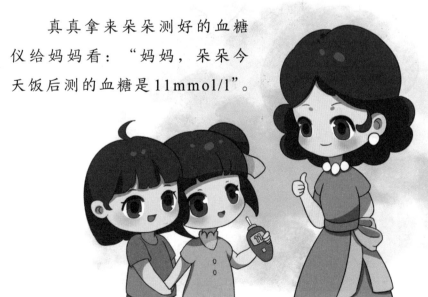

"嗯嗯，饭后这个值还可以的，马上就在正常范围内啦！"妈妈竖起大拇指夸赞朵朵。

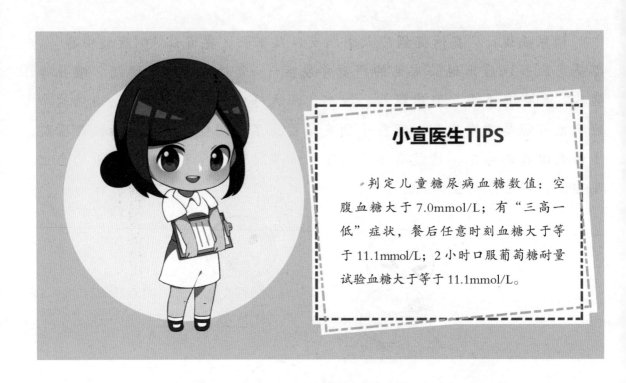

小宣医生TIPS

　　判定儿童糖尿病血糖数值：空腹血糖大于7.0mmol/L；有"三高一低"症状，餐后任意时刻血糖大于等于11.1mmol/L；2小时口服葡萄糖耐量试验血糖大于等于11.1mmol/L。

　　朵朵问真真妈自己的糖尿病什么时候能治愈，充满希望的眼睛里仿佛在对真真妈妈说："阿姨，我想和其他小朋友一样可以开心地吃糖，吃水果，吃蛋糕……"

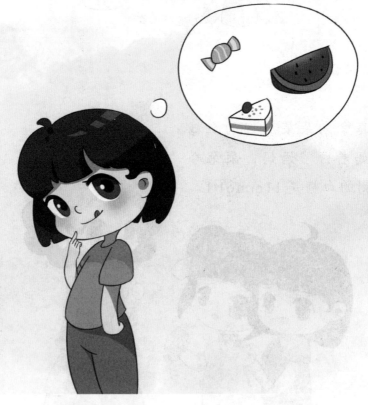

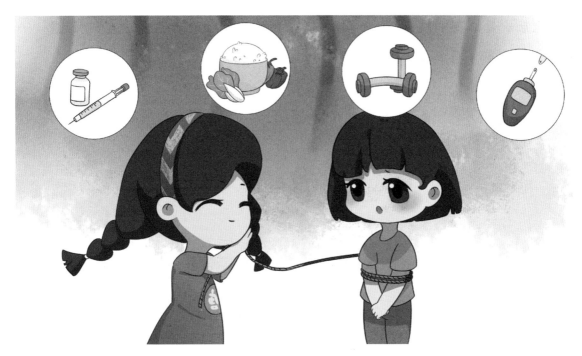

糖尿病说："我可是会纠缠小朋友终身的疾病。想战胜我，那就要配合治疗，合理应用胰岛素、饮食管理、运动锻炼、自我血糖监测、心理支持等，一样都不能少哦！"

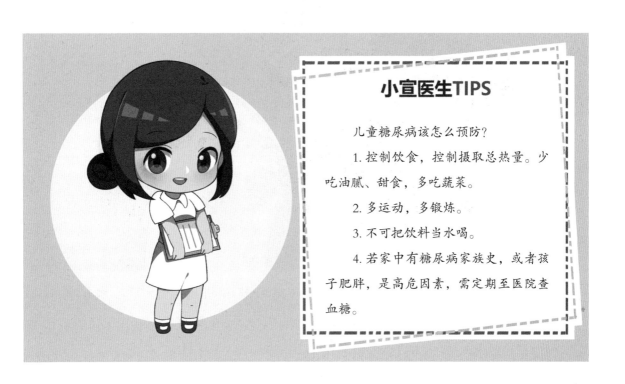

小宣医生TIPS

儿童糖尿病该怎么预防？

1. 控制饮食，控制摄取总热量。少吃油腻、甜食，多吃蔬菜。

2. 多运动，多锻炼。

3. 不可把饮料当水喝。

4. 若家中有糖尿病家族史，或者孩子肥胖，是高危因素，需定期至医院查血糖。

此后，真真陪伴朵朵认真控糖，吃健康饭食、跑步锻炼、监测血糖……终于她的体重恢复到正常，血糖也一直控制在正常范围。

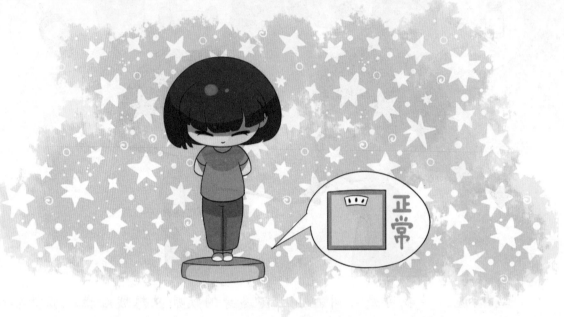

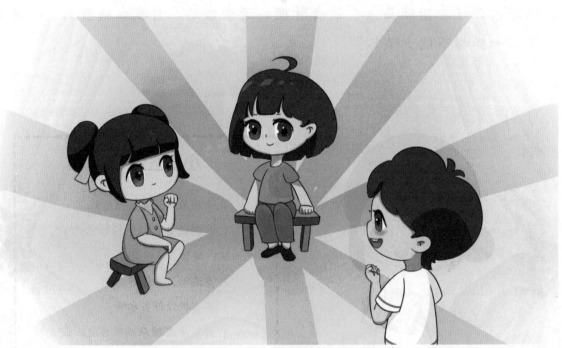

之后，真真还把朵朵的病情给小朋友们细心讲解了一下，大家都对以前议论朵朵表示抱歉，还抢着和朵朵做朋友。朵朵非常开心，并说道："谢谢大家，我很开心有你们这些朋友，我与糖尿病的对抗也不无聊。""加油，朵朵！"大家纷纷鼓励朵朵，为她加油。

Chapter 3

护理及中医篇

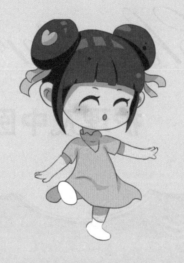

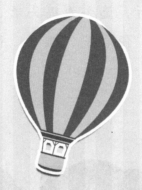

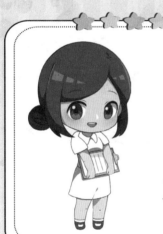
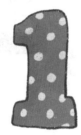
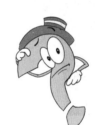

厨房里那些可以
治病的小秘密

一年一度的"儿科万花筒"杯"灵丹妙药"大赛开始了，本次比赛在童童、真真家的厨房举行，选手为鸡头米、生姜、西瓜皮、鱼腥草以及组合选手焦三仙和南瓜子、使君子、榧子。爸爸妈妈担任比赛裁判，童童、真真当观众。

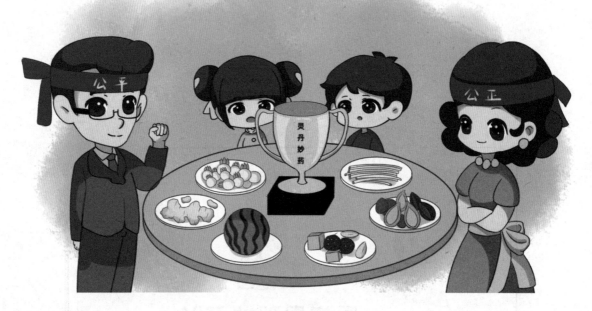

鸡头米率先出战："我是睡莲科植物芡的果实，你们可以叫我芡实，当然，我更喜欢鸡头米这个名字。我，每年夏末秋初出现；我，可甜可咸；我，好吃又健康。水中生长、成熟、结果，造就了我排湿气的技能，让我为你们的内脏除湿，让内脏装上动力马达！"

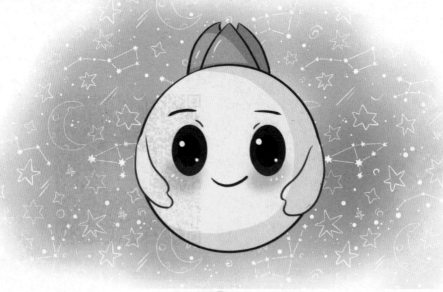

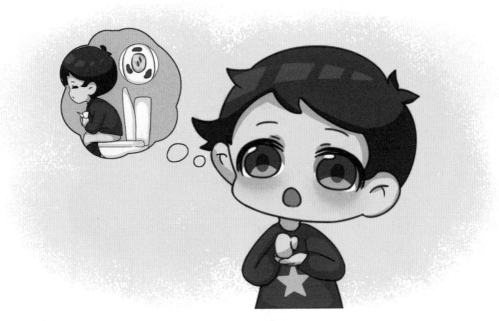

　　这时，童童发出疑问，"鸡头米，鸡头米，我平时便便不硬，但是黏马桶，吃你有用吗？"

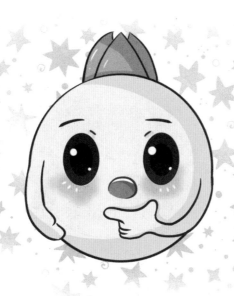

　　鸡头米端详了童童一会儿："当然可以啦，如果你出现了非细菌感染的腹泻，就更适合吃我啦。我看你的皮肤黄黄的，记住运动加饮食，双管齐下哟。"

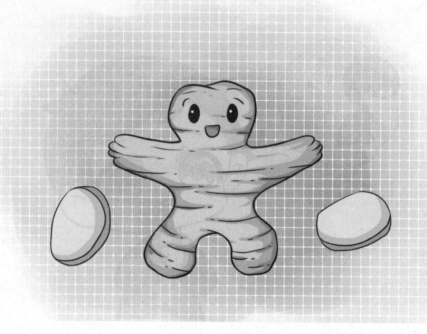

第二个上场的是生姜。"大家好，我是伪装什么像什么，经常被你们误食的老朋友——生姜。虽然大家都对我很熟悉，但却很少有人知道我还有一个特殊技能——胃寒止呕。"

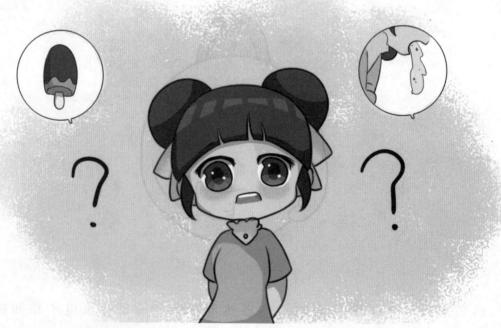

"生姜，我和童童都爱吃冷饮，肚子痛了、呕吐了可以吃你吗？"真真发问。

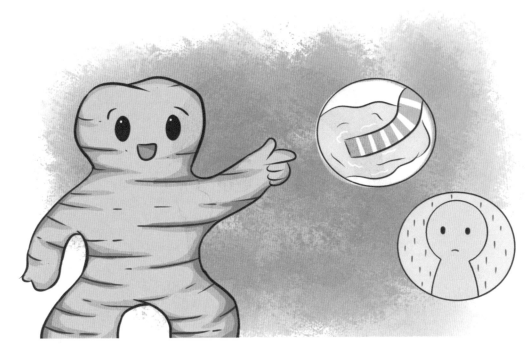

生姜打了个响指："当然可以，包括去水上乐园玩了水，淋了雨，都可以把我做成生姜红糖水食用哟。要注意的是，冷饮虽好喝，不要贪吃；空调风扇虽凉爽，不要直吹。"

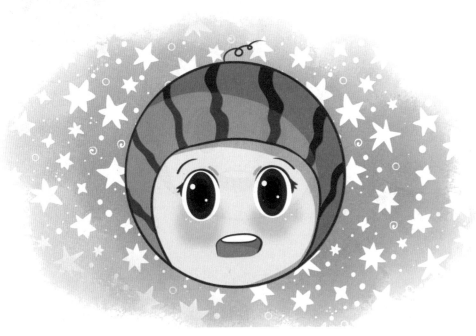

第三个出场的西瓜皮。"大家好，我是西瓜皮，我还有个中医文艺名叫翠衣。"

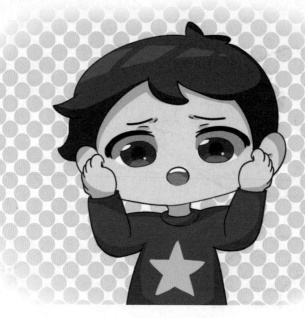

“你居然也是灵丹妙药，那之前岂不是把你都浪费掉啦。”童童惊呼道。

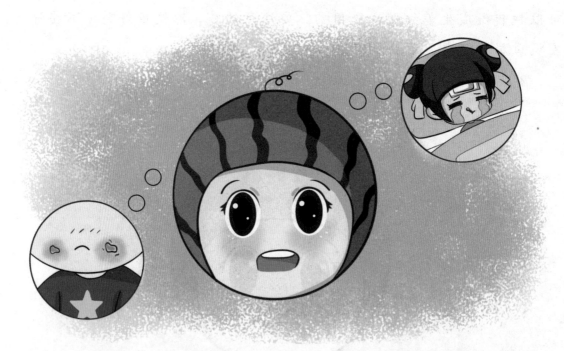

西瓜皮憨憨大笑：“哈哈，现在知道也不迟。吃完红瓤后，可以把我切块凉拌，搭配粥食用，别提多惬意啦。我还能化身祛暑名方——清暑益气汤。晒干我后煎代茶饮喝，对夏天低热查不出原因或者嘴里有溃疡的小朋友有妙用哟。”

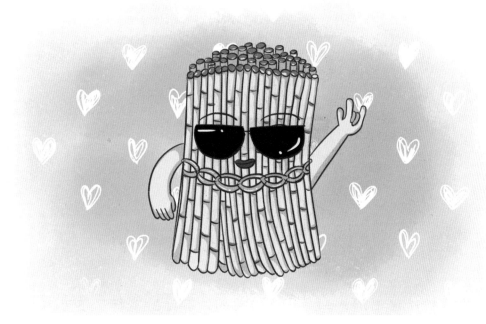

　　第四个出战的是鱼腥草。"哟哟，我是鱼腥草，也叫折耳根。凉拌炒菜都可以，肺热长疮我来治，痰黄尿频也可食。"

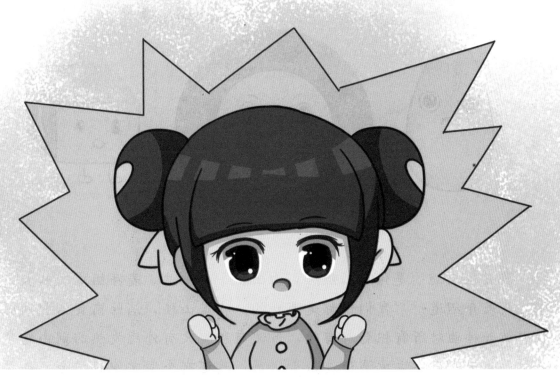

　　真真被鱼腥草的说唱吸引："我平时很怕冷，可以吃吗？"

129

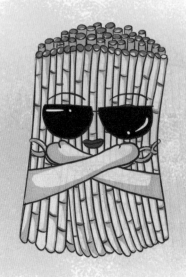

鱼腥草依旧以说唱形式回答，"哟哟哟，不行！不行！不可以！怕冷、面色白、小便清长都不行，寒性体质远离我！"

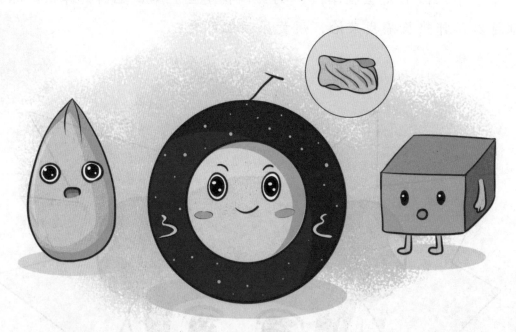

第五位出场的是焦三仙组合，由山楂、六神曲、麦芽组成。队长山楂作为代表介绍道："我们仁都是消食的。我是山楂，消除肉食荤腥油腻；我老弟六神曲对所有积食都有效，但又有积食又有外感发热的则由它负责对抗；我老妹麦芽主攻消化淀粉类食物。我还有个同学叫鸡内金，也是消食良药，不过今天没到场。"

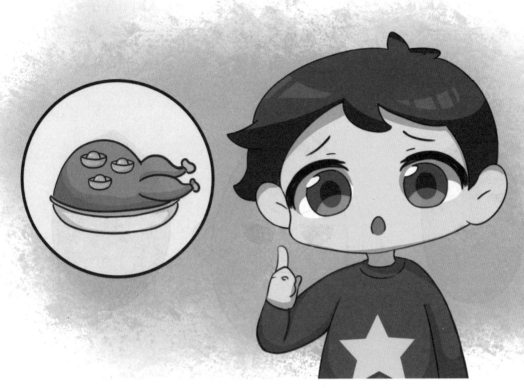

"鸡内金？是鸡身体内的金子吗？"童童来了兴趣。

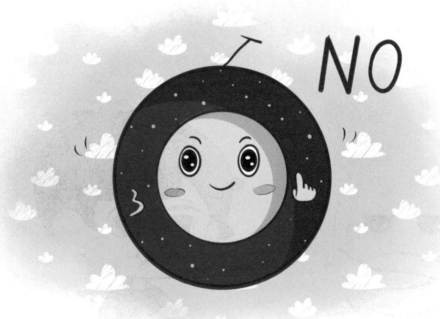

"哈哈，不是，它是鸡胗内壁那层黄色的皮。杀鸡后取出鸡胗，取下内壁，洗净晒干磨成粉，掺在米粉面条里或者炖蛋吃，消食一绝。"

最后出场的是南瓜子、使君子和榧子。高冷的队长南瓜子代表发言："我，南瓜子，担心吃到未煮熟的肉类被绦虫感染就吃我。壳要一起吃，嚼嚼烂，便秘别碰我，会加重。驱蛔虫找使君子，它味甜，好吃。"

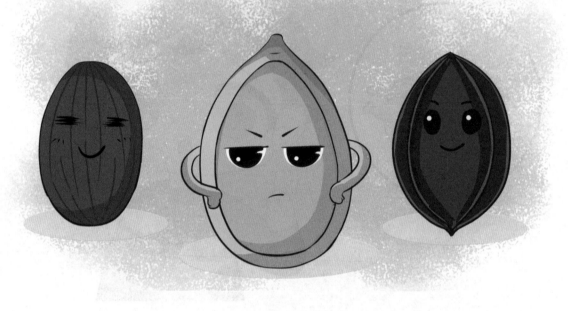

"好吃？"说到好吃童童又来了兴趣。

"没错，好吃，小孩每次不超过 20 粒，连吃 3~5 天就行。驱蛲虫可以找干果——榧子。就这样吧，我们组合介绍完了。"南瓜子简直惜字如金。

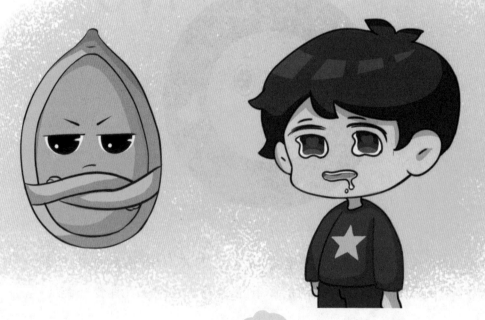

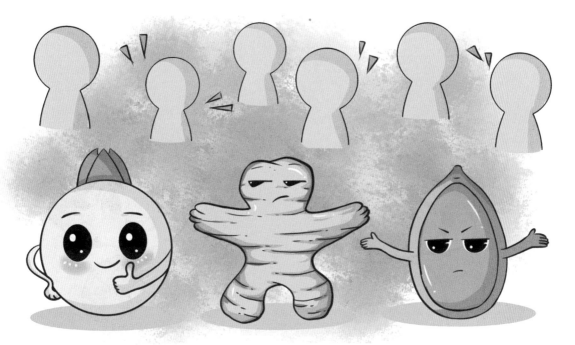

比赛结束，选手们议论纷纷。

"这次冠军一定是我。"鸡头米十分自信。

"那肯定是我呀，我比你强。"生姜对鸡头米很是不屑，"我最亲民。"

"随便吧，谁都行。"南瓜子说道。

"好了好了，大家安静。"妈妈作为裁判代表起身宣布结果，"本次比赛，大家的介绍贴近事实，有的还给出了很好的建议。大家功能强大，妙用多多。我宣布，本次比赛所有选手都是赢家！"

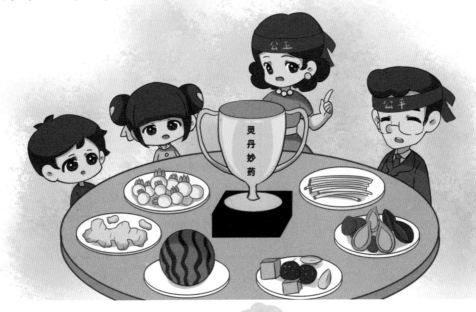

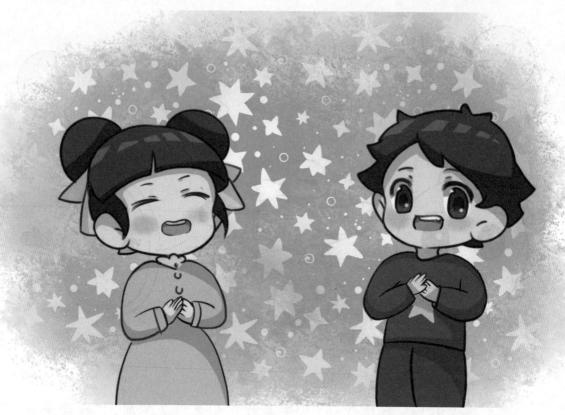

"好耶！"童童和真真为"灵丹妙药"们使劲鼓掌。

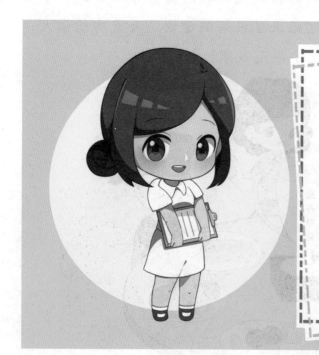

小宣医生TIPS

中医有个说法，叫"药食同源"。相比之下，孩子对于药更抗拒，对食物更易接受，例如我们熟知的茯苓饼、绿豆糕，也都有很好的功效。如何学会合理地食用这一类药食，学会把食物发挥出它们特有的药用功能，是每位家长需要了解的知识。

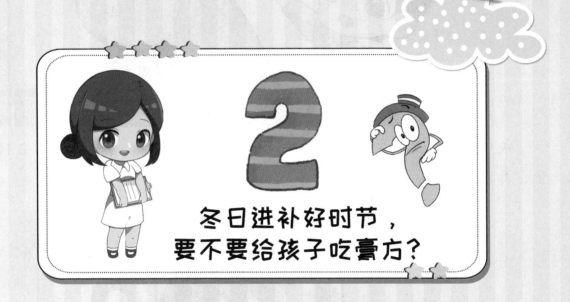

2

冬日进补好时节，
要不要给孩子吃膏方？

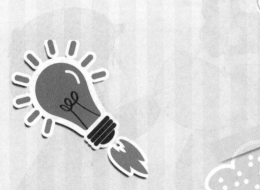

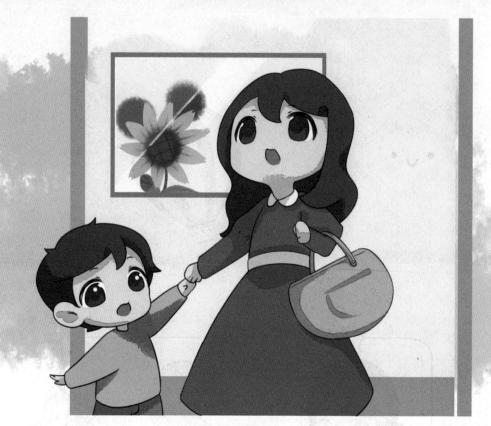

天气渐冷，又到了相聚的季节。姑姑提着一篮子膏方和小表弟来到童童、真真家做客。

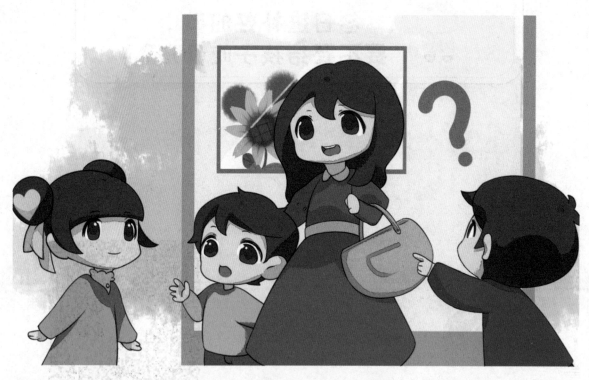

刚进门，童童和真真便对篮子里的东西充满了好奇，追着姑姑问个不停。

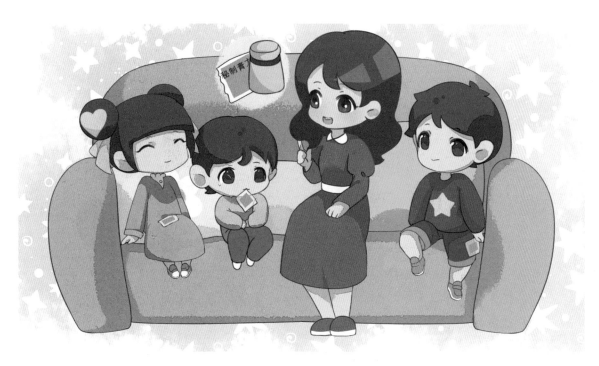

  姑姑坐下来开心地说："这些啊，是'进补神器'——膏方。"乖乖的小表弟给表姐和表哥分别拿了一袋膏方。

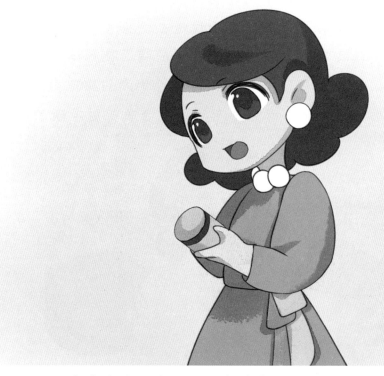

  妈妈从厨房走出来，看到姑姑拿着膏方便问："膏方啊，从哪搞的呀？"

姑姑笑了笑说："哈哈，现在正是冬令进补好时节，我就跟着别人学配了几盒。毕竟我们家小宝容易生病，还带了一点给童童和真真呢，需要的话就吃点。"

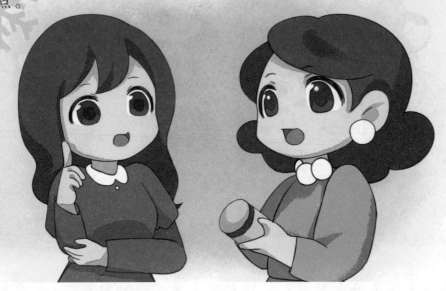

童童好奇地问妈妈："膏方是什么呀？可以治病吗？"

妈妈摸摸童童的头说："这个啊，就要从很久很久以前说起啦！"然后假装捋了捋长胡子，学着老爷爷的声音说道："据古书上记载，很久很久以前，就有医生制作各种膏方来治疗小孩子的病。比如治疗便秘的柏子仁膏；治疗抽搐的固痫大黄膏，等等。其实食用膏方的原理很简单，就像冬天农民伯伯要给果树多施肥，那么来年果树就会长得更丰硕了。"

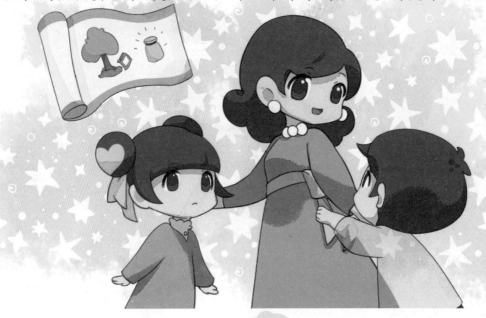

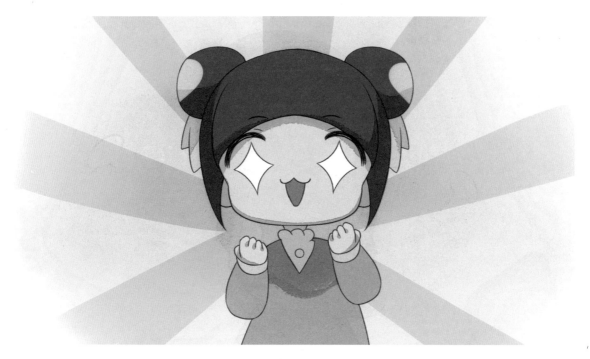

真真："哇哦，这么厉害呀！我也要吃。"

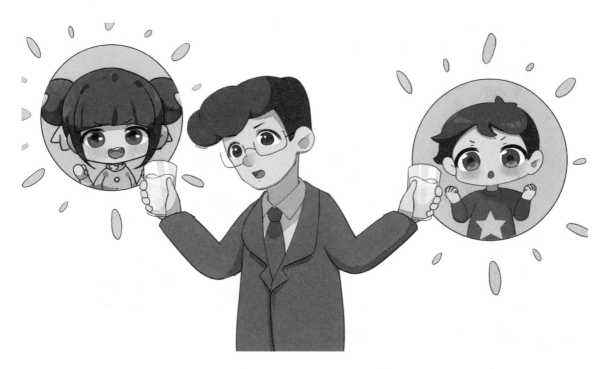

爸爸刚好端了两杯水过来，立即说道："膏方可不是所有孩子都可以吃。健康的宝宝就像初升的太阳一样，先天之气充足，并不推荐服用膏方进补。"

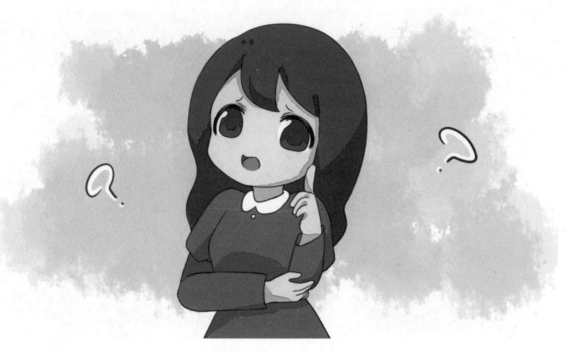

姑姑感到奇怪，说道："我们小区很多爸爸妈妈都在给孩子吃呀！"

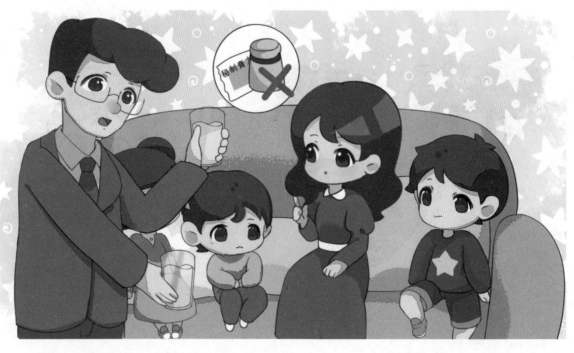

"我听我一位医生朋友说，4岁以上的，体质虚弱的亚健康儿童或者患有慢性病的儿童才推荐吃膏方。可不能自己随便吃。"说完，爸爸给姑姑递了杯水。

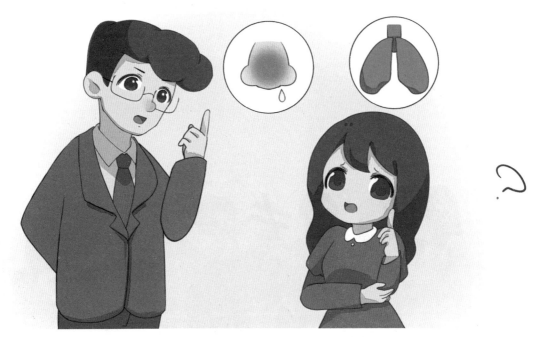

姑姑挠挠后脑勺："啊？患有慢性病的儿童？"

爸爸说："是啊，如果孩子有一些慢性病：比如肺气不足导致的反复呼吸道感染、支气管哮喘、鼻炎，脾胃不足导致的厌食、生长发育迟缓，或者晚上睡觉不踏实、出汗多等，这样才需要吃膏方。"

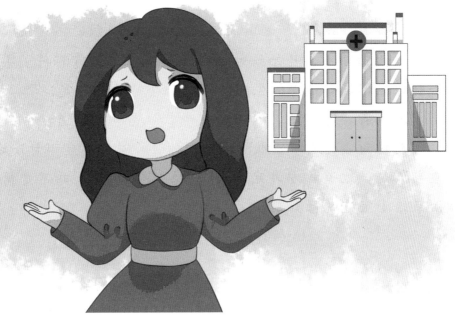

姑姑说："原来这样呀！不过我们家小宝有鼻炎，我上次去医院，医生给我开了进补膏方，那我可以冲淡了给小宝吃吧？"

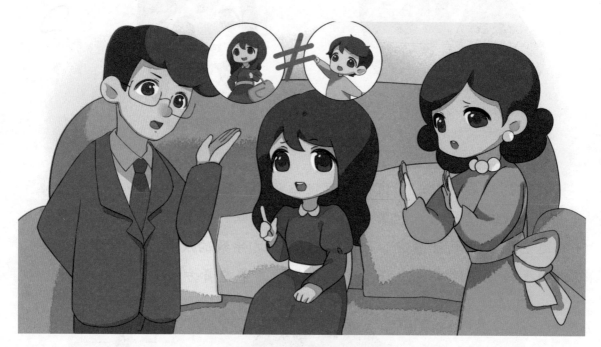

　　妈妈连忙摆手，开始给姑姑科普起来："这可不行。小孩子和大人可不一样。他们具有特殊的生理特点，那个啥啥啥不足。"

　　"肺、脾、肾不足，心、肝有余。"爸爸插话道。

　　"对对对，还是什么稚阴稚阳之体，所以只适宜用甘淡之品加以调养。最重要的是，地道膏方讲究一人一方，量体用药，并不是简单地把你的药冲淡点给小宝吃就行。"

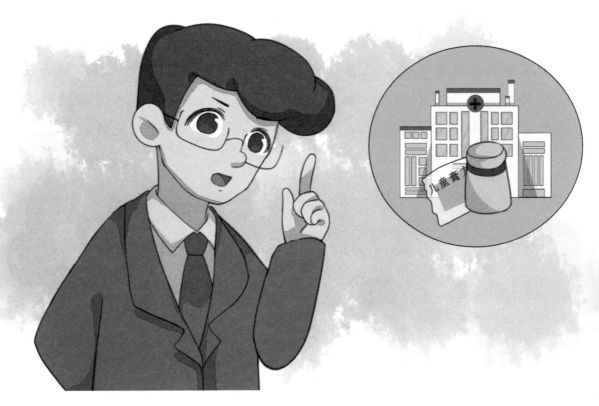

爸爸说："所以啊，还是去中医院，让中医儿科医生看下，需要的话医生会开膏方的。"

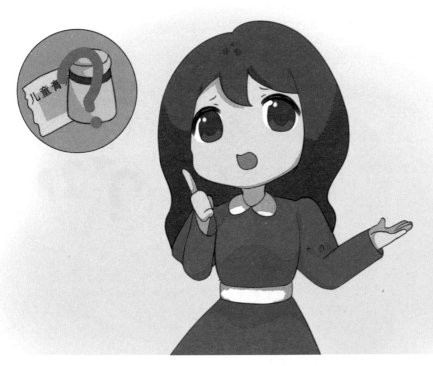

姑姑说："中医院？他们那儿的儿童膏方好吗？"

妈妈说："成人膏方多数是用黄酒、阿胶收膏，而中医院的儿童膏方是单独用冰糖来收膏。冰糖甜甜的，还可健脾润肺，所以特别适合儿童，特别安全。膏方不是马上能拿到的，开好后要 10～15 天才能做好，做好后你可以不用去医院拿，直接快递寄到家就行了，是不是特别方便啊！"

"哇，冰糖哎，我喜欢！"真真开心地说。

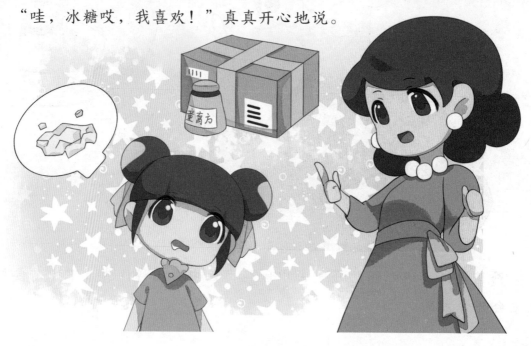

姑姑搂着小表弟说："对，安全最重要。那我配的这些膏方还是不要给小宝吃了吧，怕怕的。孩子服用膏方有什么需要注意的？比如要吃多久呢？"

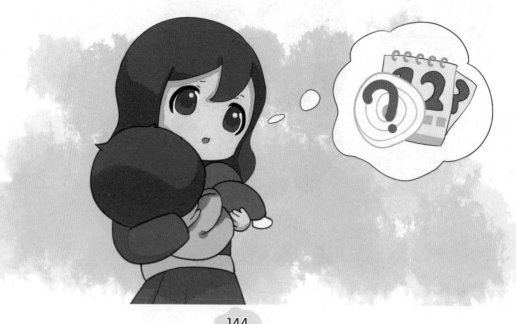

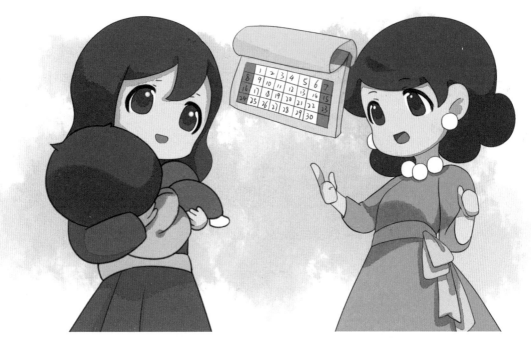

　　妈妈说："一般冬至前一周可以开始吃，吃 1 个月左右。为了防止食物干扰影响吸收，最好是早上起床或睡觉前空腹吃。如果出现了发烧、呕吐等症状，就要暂时停一下，等病好了再吃。"

　　姑姑笑着说："原来这么讲究呀！"

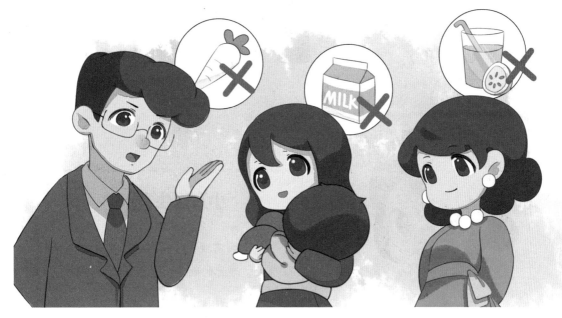

　　爸爸："是呀，讲究还多着呢！吃膏方的同时，还需要忌口。不能吃生冷、油腻、辛辣、不易消化的食物。最好不要吃萝卜，因为膏方中可能会有参类。不要和牛奶、果汁同服，不然里面所含的一些物质可能会和膏方中的某些物质发生化学反应。"

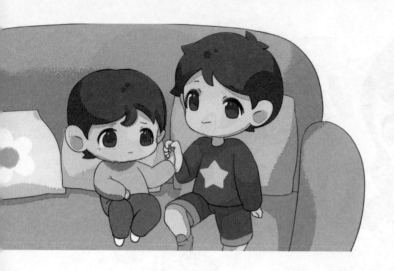

小表弟听到忌口有点不开心，童童拉起小表弟的手安慰道："弟弟，不要难过，吃了医生开的膏方，鼻炎马上就会好啦！"小表弟露出笑容，大家都开心地笑了。

之后，姑姑便把篮子里的膏方都收了起来。第二天，她便带小宝去了中医院。医生针对小宝的身体情况开了儿童膏方。小表弟特别配合地吃药，身体越来越棒，鼻炎很少犯了。

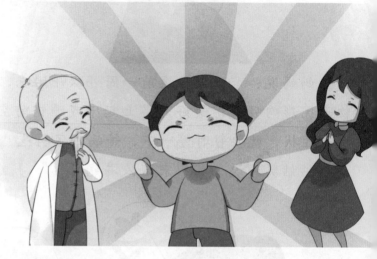

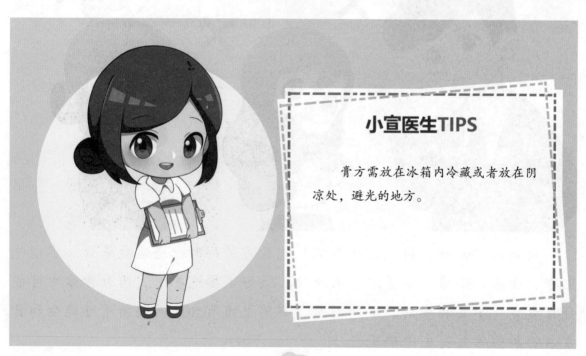

小宣医生TIPS

膏方需放在冰箱内冷藏或者放在阴凉处，避光的地方。

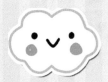
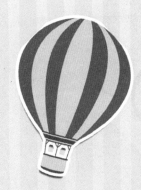

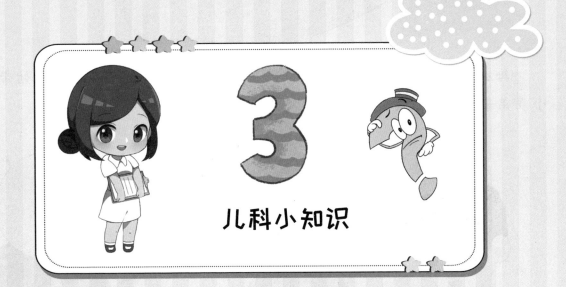

3

儿科小知识

时间过得飞快，一转眼一年就过去啦。若
要用一个词概括小表弟的这一年，"病恹恹"
再适合不过了。

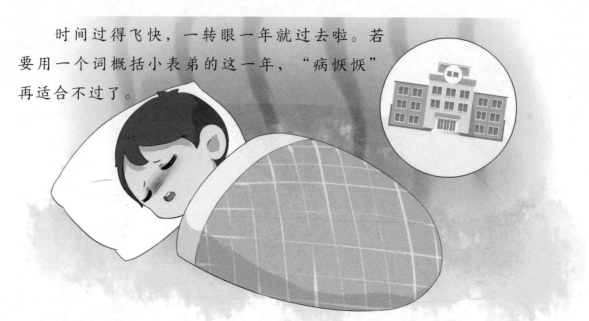

　　每次小表弟生病，姑姑几乎都处在崩溃的边缘。这不，今天姑姑带着
小表弟来到童童、真真家"取经"了。

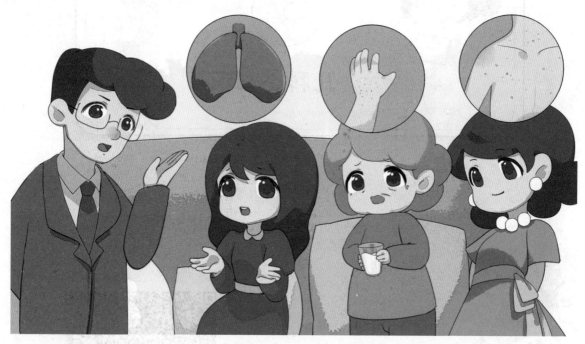

　　爸爸妈妈见到姑姑心急如焚的样子，便让她先坐下来，奶奶端来一杯水。
　　随后姑姑就把小表弟的"病史"给爸爸妈妈和奶奶讲了一遍。
　　姑姑说："小宝这一年真的是一直在反复生病，感冒刚好又肺炎，肺
炎好了又湿疹、疱疹……医院都去了无数趟了！"

妈妈安慰道："别慌。我曾经看过一本中医书说，孩子脏腑娇嫩，形气未充，所以抵抗力差一些，容易生病。童童和真真小的时候也经常这样的，别担心啊！"

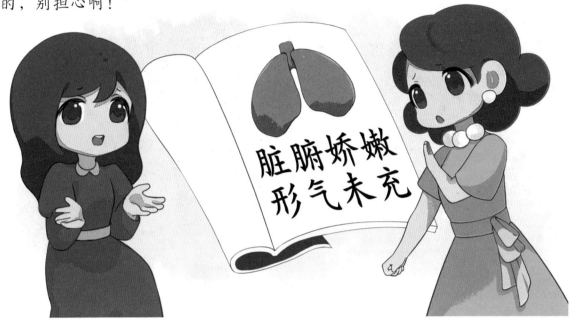

脏腑娇嫩
形气未充

听了姑姑的一番话，爸爸突然有个想法："既然大家今天都到齐了，那这样吧，为了以后咱家这几个娃都能健康成长，我们今天就来上一堂年终课吧，名字就叫'宝宝学堂'，我主讲，童童妈补充，主要分享些家中备药和宝宝就诊的实用攻略，如何？"

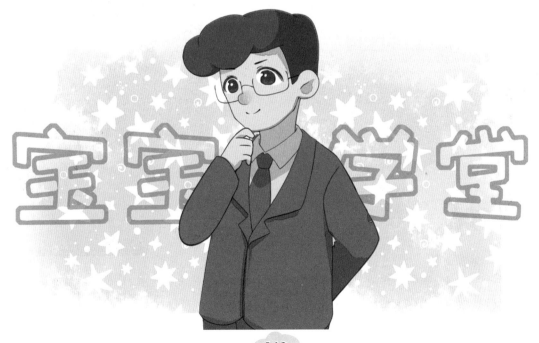

姑姑拍手赞同，奶奶、真真和童童也赶来，爸爸去房间拿来家用医药箱，妈妈端来了好吃的水果。

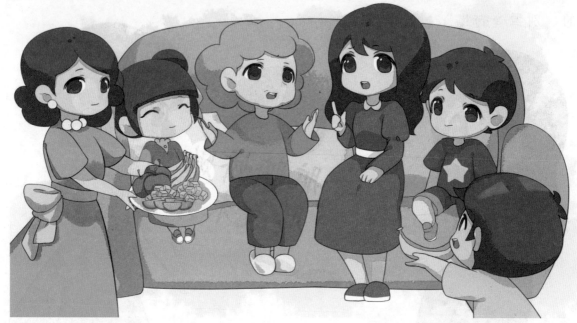

童童、真真、小表弟都已坐好，爸爸妈妈布置好了电子大黑板，姑姑还准备了笔记本和笔，全程记录。

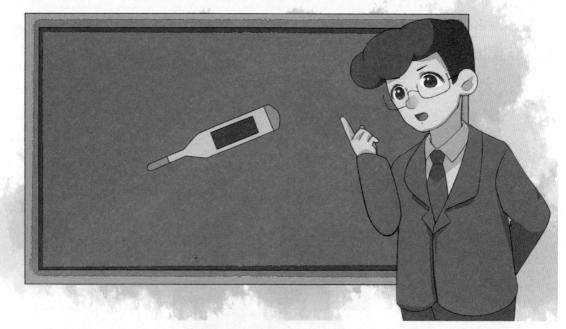

爸爸先是在黑板上画了个体温计，说："我们知道小表弟经常发烧感冒，所以，家里必须要备适合宝宝用的体温计。"

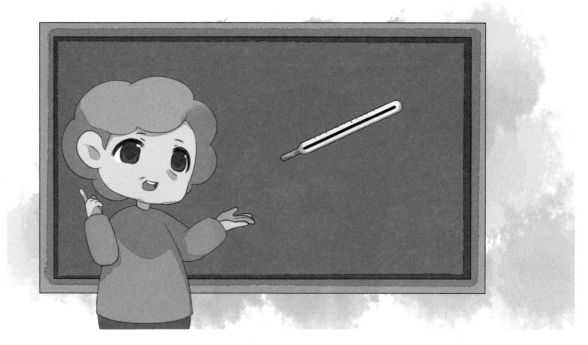

　　说到体温计，奶奶当然要发言："最简单最普通也最物美价廉的是水银体温计，药店一般都有售。"

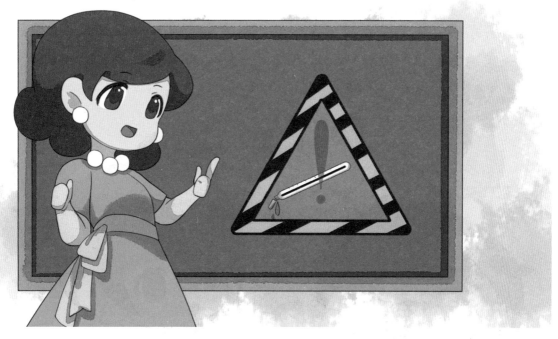

　　随后，妈妈提醒大家："说得对，不过这个水银体温计里的水银是有危害的，所以切记不要让孩子们自行量体温。而且每次量体温前尤其量口温时一定要先检查体温计有没有破损，不然水银漏出来那可不安全了。"

姑姑发问："这样啊，那有没有其他的体温计可以替代水银体温计呢？宝宝体温量哪里最准确呢？"

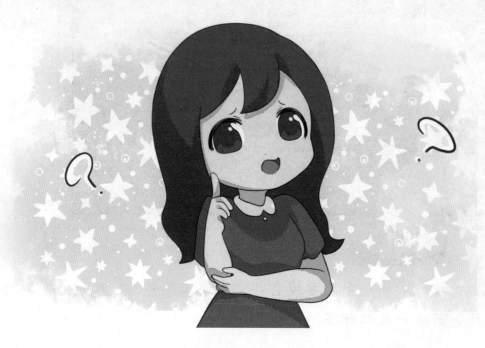

爸爸说："最准确那应该是量肛温。也可以选用电子体温计，不过不推荐额头式的，这是因为额头式体温计误差大，可以选择耳温枪。"

爸爸说完，真真拿着一个耳温枪对着童童和小表弟的耳朵测试："嗯，都很正常！"

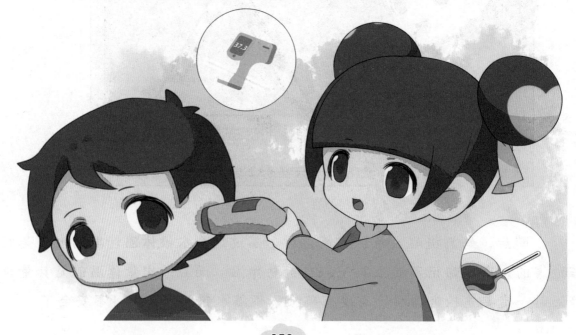

随后，爸爸打开医药箱，姑姑瞄了一眼，看到了很多退烧药，便问："那宝宝发烧了家里要准备哪些退烧药呢？"

爸爸在黑板上写着："1岁以内推荐泰诺林滴剂，1岁以上推荐布洛芬糖浆。"

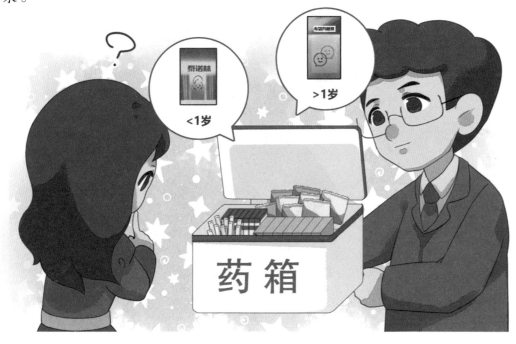

姑姑问："其实我一直不确定，宝宝发烧多少度才需要吃退烧药呢？"

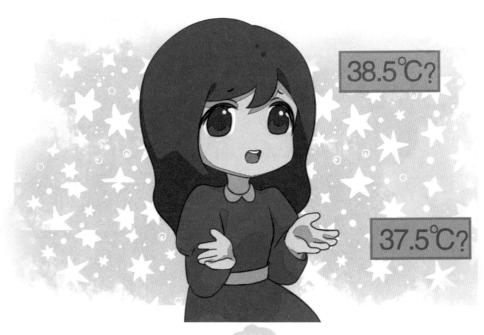

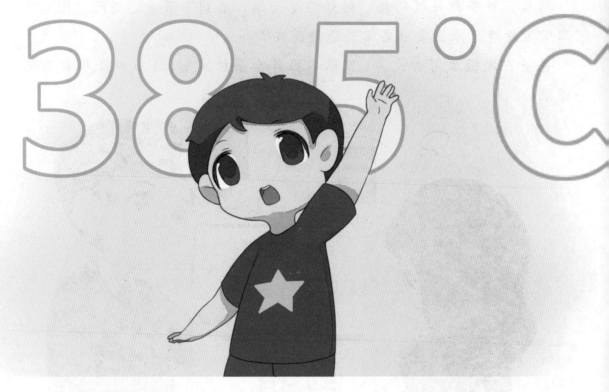

机智的童童抢先回答："38.5℃，体温超过38.5℃就要吃药啦！"

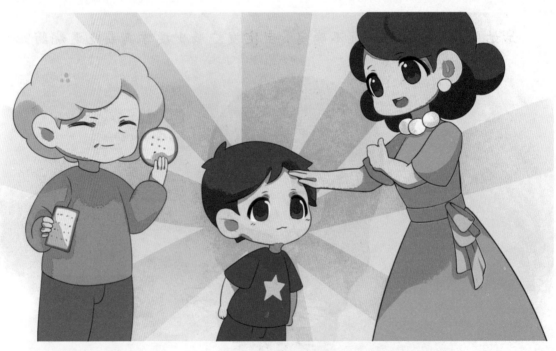

大家都为童童点赞，奶奶还递了块饼干给童童作为奖励。

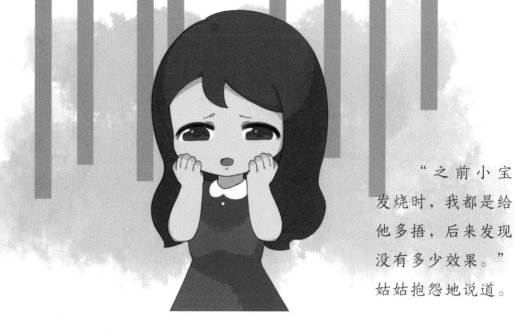

"之前小宝发烧时，我都是给他多捂，后来发现没有多少效果。"姑姑抱怨地说道。

妈妈说："发热时可不能多捂，相反应该脱帽解衣松包被。以前总是认为宝宝发热捂出一身汗来就可以退烧了，这是不对的。你记得吗？我们小时候，夏天街上卖冰棍的小贩都是箱子外面再裹一层厚厚的被子，箱子里的冰棍就不容易化。如果捂的话，反而会导致热量散发不出去，到时体温更高了，孩子要发生高热惊厥的，那可吓人了！"

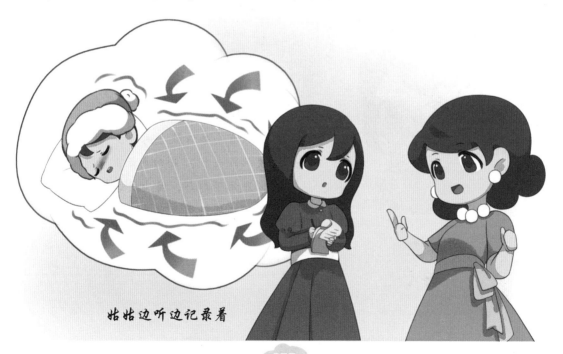

姑姑边听边记录着

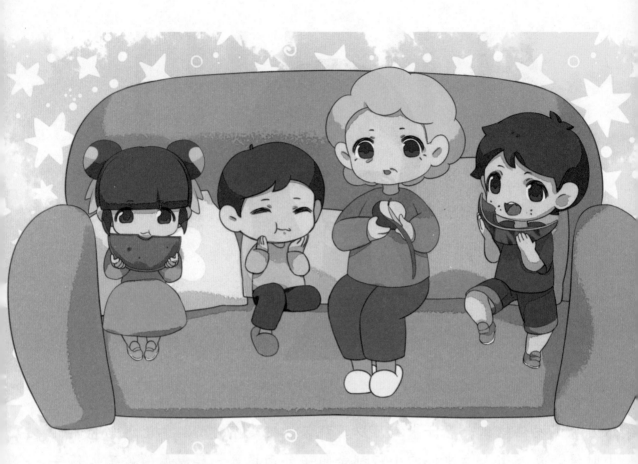

奶奶为大家削水果，孩子们开心地吃着。

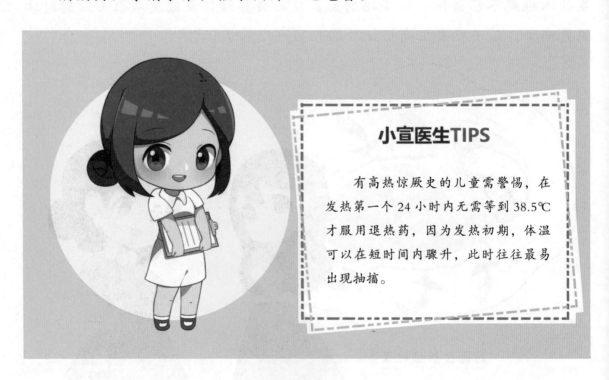

小宣医生TIPS

有高热惊厥史的儿童需警惕，在发热第一个 24 小时内无需等到 38.5℃ 才服用退热药，因为发热初期，体温可以在短时间内骤升，此时往往最易出现抽搐。

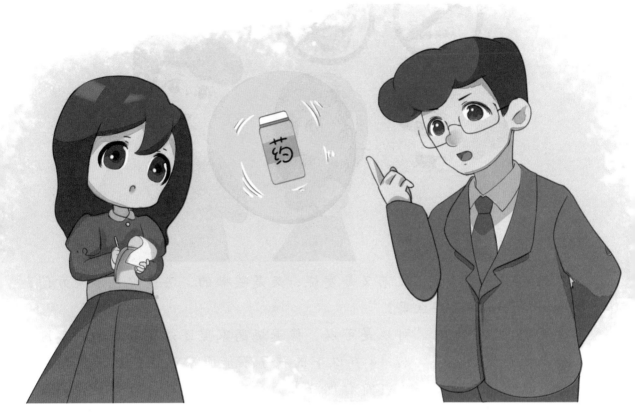

爸爸又问姑姑："你给小宝吃药的时候有没有摇一摇？服用退热药时，切记要摇匀再用哦！"

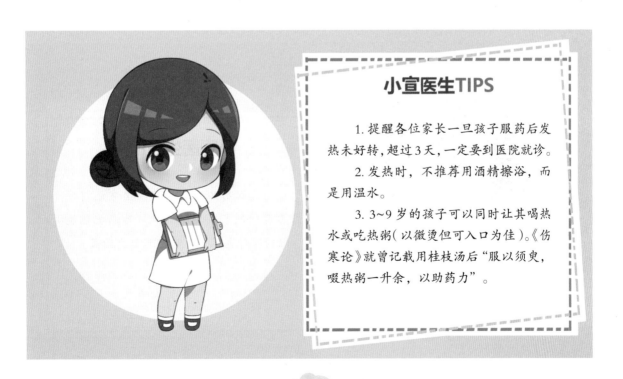

小宣医生TIPS

1. 提醒各位家长一旦孩子服药后发热未好转，超过3天，一定要到医院就诊。

2. 发热时，不推荐用酒精擦浴，而是用温水。

3. 3~9岁的孩子可以同时让其喝热水或吃热粥（以微烫但可入口为佳）。《伤寒论》就曾记载用桂枝汤后"服以须臾，啜热粥一升余，以助药力"。

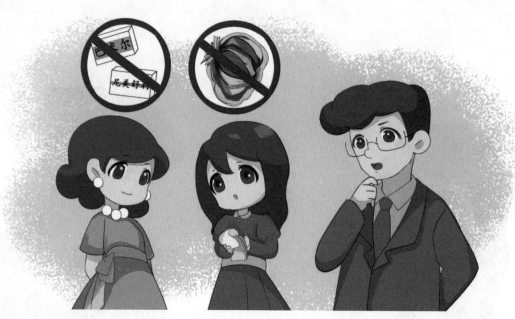

姑姑又问："小宝之前又是发烧，又是咳嗽的，去医院也不太方便，我可以自己去药店买点吗？"

爸爸点点头说："可以是可以，像退烧药家里还是要备点的。不过自己买药还是要谨慎点。像14岁以下的孩子不能服用退烧药巴米尔和尼美舒利。止咳药的话，要注意看看包装上药品成分，如果含有罂粟壳，最好不要给孩子买。"

妈妈补充道："最好也不要随便吃消炎药，因为好多情况都是病毒感染造成的，如果一来就吃消炎药，不光会造成耐药，也会让宝宝身体更不好的。消炎药使用前还是要咨询医生的。"

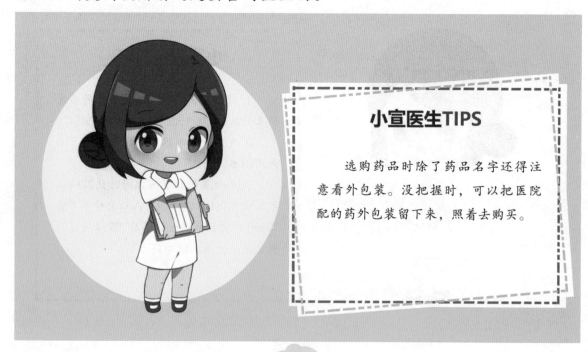

小宣医生TIPS

选购药品时除了药品名字还得注意看外包装。没把握时，可以把医院配的药外包装留下来，照着去购买。

"对了，上次带小宝去医院可把我给累死了，丢三落四的，带宝宝去医院要注意什么呢？"姑姑边吃着苹果边问。

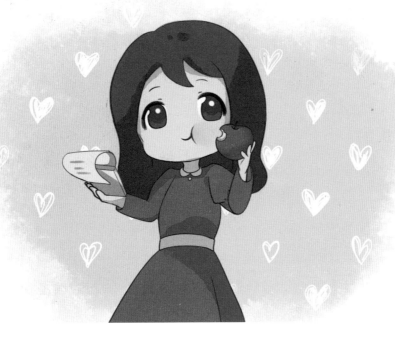

爸爸在黑板上写下"病历资料""检查单"，还说："以防万一，最好把上次的挂号单一起带着。万一换了个号挂号，医生也能查到之前的电子病历就诊情况了。"

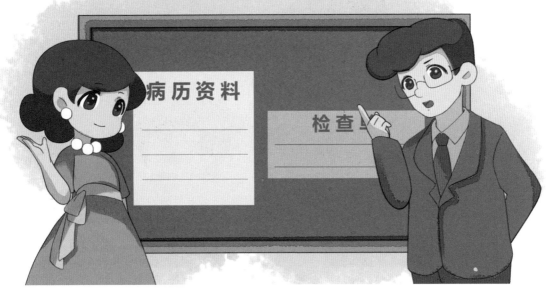

"家里有药的，可以提前记录在纸上，或者手机拍照更清楚。免得医生问家里有啥药也讲不出来。而且还能节约费用避免浪费呢。"妈妈补充道。

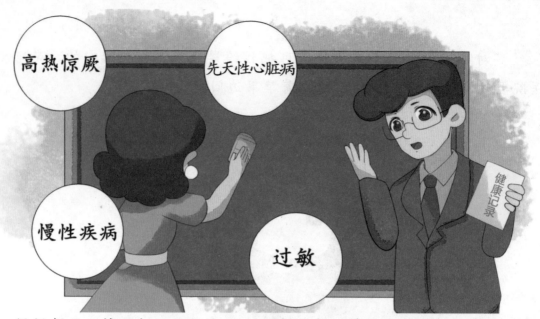

妈妈帮爸爸擦黑板，爸爸又画了一个小本子并说："若有高热惊厥史、先天性心脏病史，或者其他慢性疾病史，尤其是对哪些药物过敏，记住一定主动告诉就诊医生。在孩子出生后，我们就可以给他准备个健康记录小本子。如果出现过药物过敏，或者特殊情况，都记录在这小本子上，看病时带过去就行了。"

真真拿起医药箱子里的小本子展示给大家看："这些都是妈妈记录的，童童对青霉素过敏，我皮肤比较敏感。"姑姑赶紧拿过来看："好，我回去就要开始记录……"

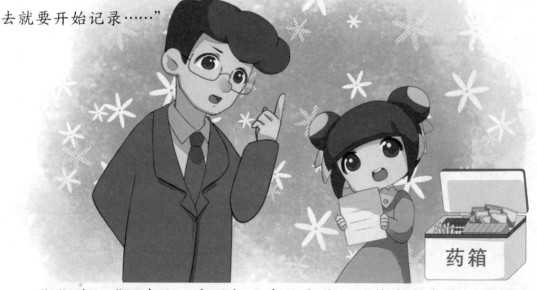

爸爸说："还有啊，家里如果有退烧药，不管发不发热，最好也随身带着。万一到医院体温高了要马上吃却没带，又得再配一瓶，能不浪费就不浪费嘛！"

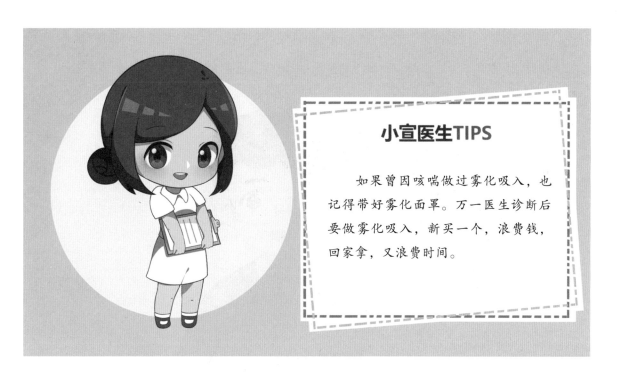

　　姑姑点点头表示赞同，随后又提出疑问："那就诊的时候需要注意什么呢？"

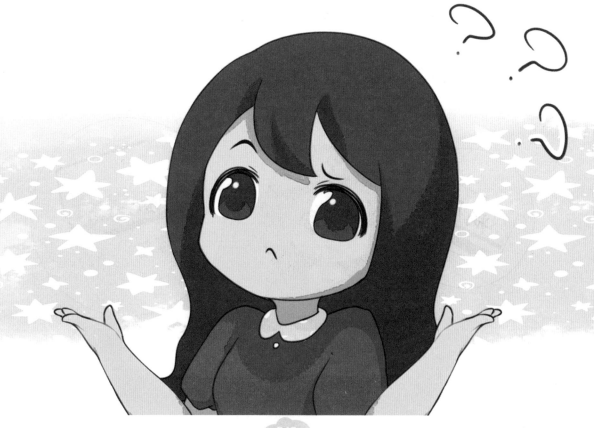

爸爸说："把之前的病历本带好，一般来说，公立医院病历本都是通用的，不用重复购买。这样也方便医生更快地了解之前的就诊情况。"

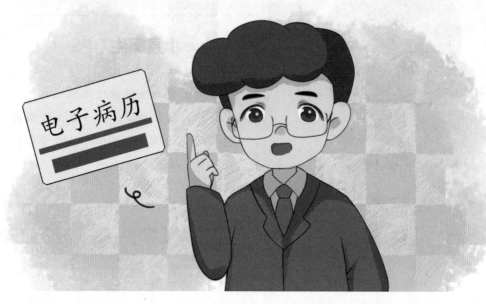

"对对对，但是我们家小宝病历本总是被我弄丢，我这个记性……"姑姑说完深深地叹了口气。小表弟依偎在妈妈的怀里并安慰她："妈妈，妈妈，我们也买个小药箱吧，把所有的药、病历什么的都装进去，这样就不会丢啦！"

姑姑摸摸小表弟的头，小表弟给姑姑递了块苹果，姑姑的心情顿时变得好了起来。

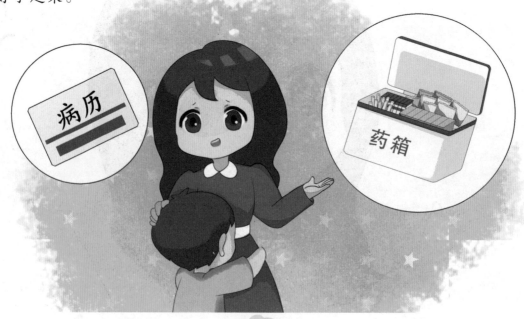

"还有现在都是电脑输入药物，但是只在同一个挂号条码上可以查到既往用药情况，不同的挂号条码是无法查到的，所以尽量选择同一个条形码挂号就诊。"爸爸边画一个条形码边讲解着。

妈妈说："医院的急诊药房都比较小，里面的药物多为急诊需要的，只有少部分常用的药物，而白天的大药房药品就齐全得多了。所以要配药，或者不太急的病，最好避开 17 点至次日 8 点的急诊时间。"

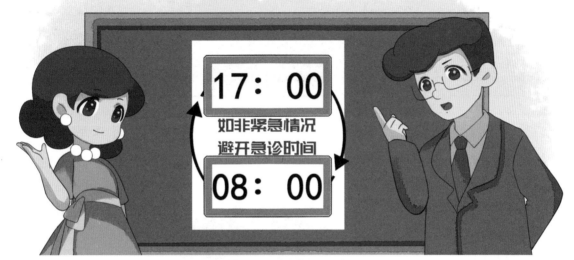

姑姑认真听讲，把重要的都记录在本子上了。"对了，之前小宝拉肚子，我想给他验大便检查检查。好不容易留到大便，我直接把尿不湿带过去，结果被医生告知验不了。"姑姑回忆着。

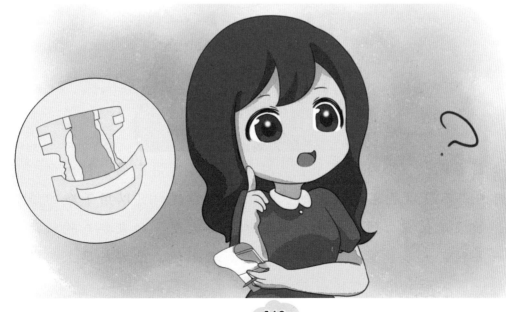

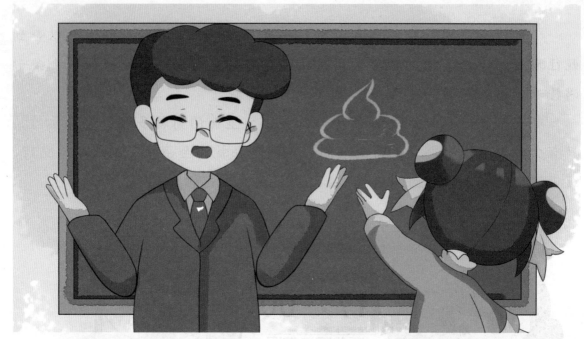

爸爸笑了笑，问："你们三个孩子谁会画便便呀？"真真举手，三圈两下就画好了。

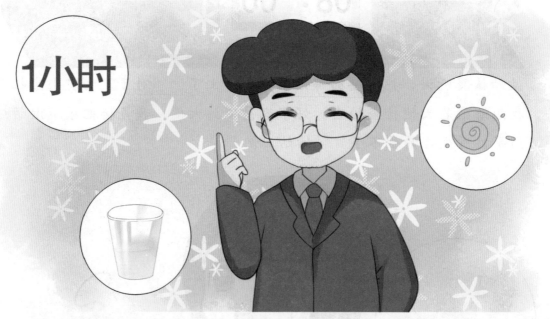

爸爸笑着说："哈哈，这个验大便验尿都是有讲究的。验大便，需要1小时内的，不可以是尿不湿上的。如果是水样便，可以用干净的纸杯接了送检。如果是粘冻血便，要选有问题的那处大便。如果要查轮状病毒，就要白天去验，大多数医院晚上都不做的。验小便，最好是早上起来第一次，洗好小屁股后取中间那段尿液送检。"

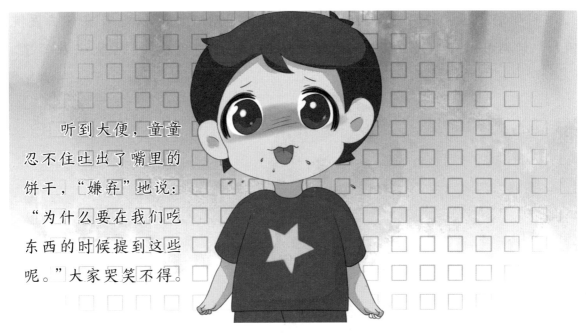

听到大便，童童忍不住吐出了嘴里的饼干，"嫌弃"地说："为什么要在我们吃东西的时候提到这些呢。"大家哭笑不得。

爸爸妈妈又给姑姑分享了一些关于就诊时间的小诀窍。

爸爸说："每个季节就诊时间是有讲究的。冬天可以早一点，8点多去，因为天气冷，好多人喜欢在温暖的被窝再多待一会儿，这个时间段往往要空一点，几乎不用排队等。"

姑姑惊讶地说："那夏天呢？难道要下午去？那么热的天哎！"

爸爸笑着说："对，就是下午。选那个时间去人少，天气热，大部分人不愿意顶着骄阳出行，这样可以排队快一点。"

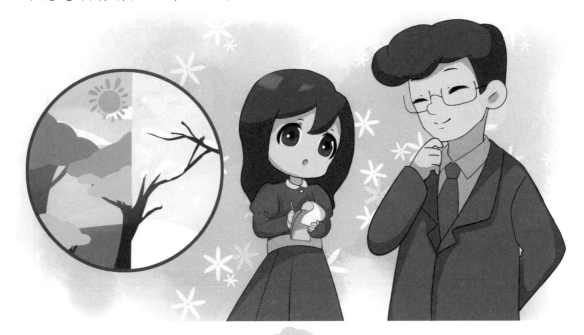

萌萌的小表弟举手表示要发言："那简单呀，我可以吃着雪糕去医院嘛！"姑姑敲打了下他的头："你都生病了，还能吃雪糕呀！"大家都笑了。

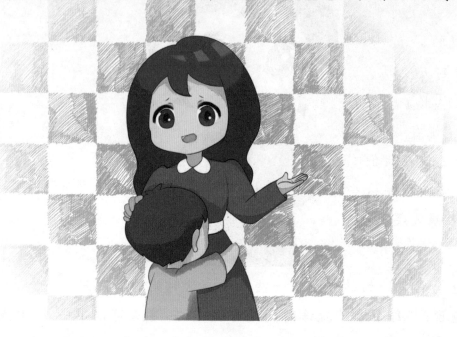

"一年里啊，通常下午 16:00—16:30 看病最快，许多窗口不用排队。但是过了 16:30，许多检查都来不及做，就又嫌晚了。现在旅游都讲究错峰出行，来医院看病错峰就诊也可以节约时间啦。"妈妈边说边在黑板上画了一个时间表。

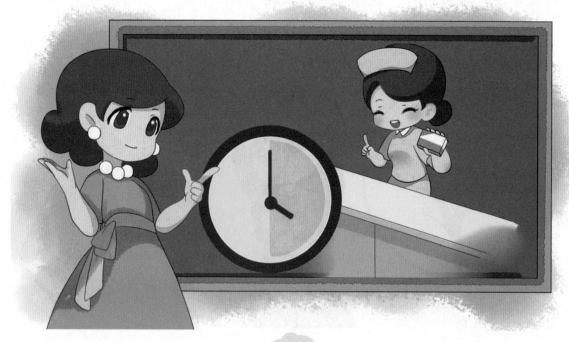

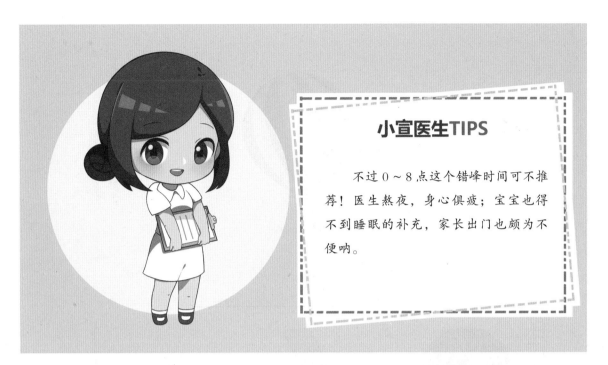

小宣医生TIPS

不过 0 ~ 8 点这个错峰时间可不推荐！医生熬夜，身心俱疲；宝宝也得不到睡眠的补充，家长出门也颇为不便呐。

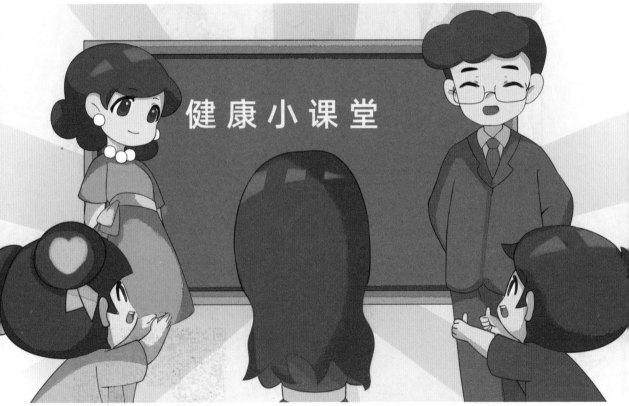

健康小课堂

课程结束，大家纷纷为爸爸妈妈鼓掌，姑姑表示学到了很多。

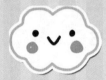
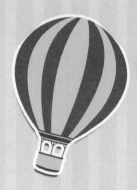

4

儿科医生的忠告

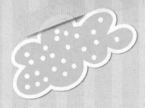

秋天来了，天气转凉，医院里咳嗽、腹痛、呕吐、发热的孩子明显增多……那童童和真真家是怎么度过秋季里的一天呢？我们一起来看看吧。

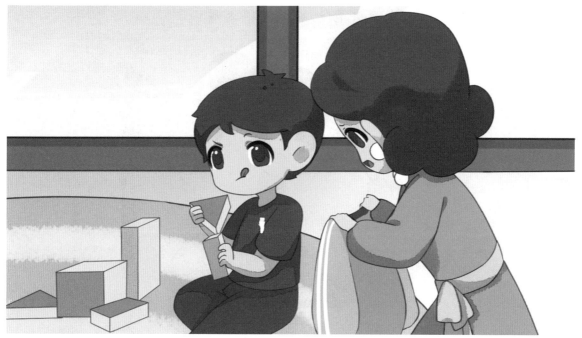

清晨，太阳当空照，鸟儿们叽叽喳喳地叫着。从不睡懒觉的童童很早就起床了，没有穿外套就在客厅玩起了积木。妈妈看到后便拿来了外套给他披上，并对他说："童童，天冷啦，要多穿点哦，小心着凉。"

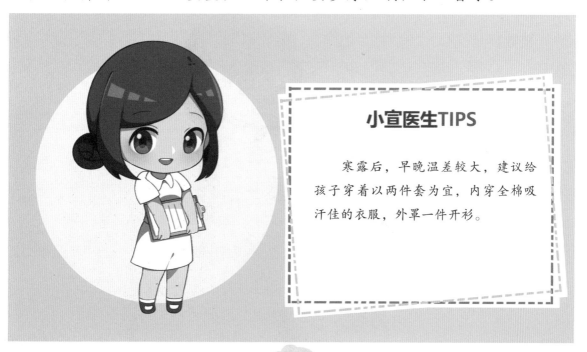

小宣医生TIPS

寒露后，早晚温差较大，建议给孩子穿着以两件套为宜，内穿全棉吸汗佳的衣服，外罩一件开衫。

此时，真真听到了妈妈对童童说的话，便穿了一件很厚的开衫来到客厅和童童一起玩积木。妈妈不放心地来看了下并说："中国有句老话——春捂秋冻，就是说秋天不要过早地穿很多衣服保暖。而且你们小孩子活动量大，容易出汗，所以，真真开衫也不能穿得太厚。"

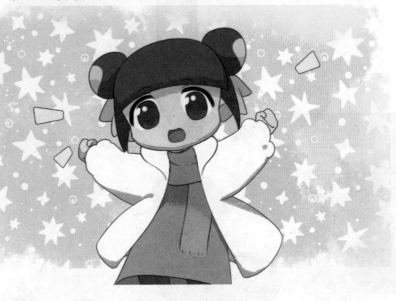

随后，妈妈给真真拿来了一件厚度适中的开衫换下之前的，并嘱咐他们："出汗多的时候，要来提醒妈妈，妈妈帮你们把湿衣服换掉。不然穿着湿衣服被风吹，会容易感冒的哦！"童童和真真一起点了点头。

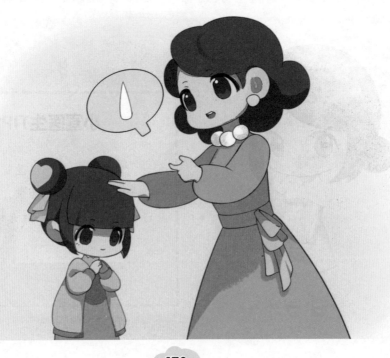

午饭时间到，童童和真真乖乖地在餐桌旁坐好。爸爸妈妈端来饭菜，真真发出惊叹："哇，好香啊！"，童童去冰箱里拿了一盒饮料，爸爸在一边说："现在已经是秋天啦，天气凉了，小孩子的脾胃本来就不太好，不能再吃凉的食物了，更不能喝冰饮料，而是要多喝温热的白开水，知道不？所以，童童你该做什么？"听完，童童乖乖地把饮料放了回去。

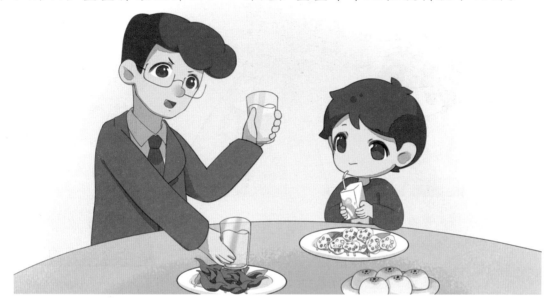

童童问妈妈："妈妈，今天的菜怎么都是白颜色的呀！"

妈妈笑着说："秋天对应五脏中的肺，而肺对应的颜色是白色，所以这个季节你们可以多吃点白色的食物，比如藕、鸡头米、菱角、百合、山药等。"

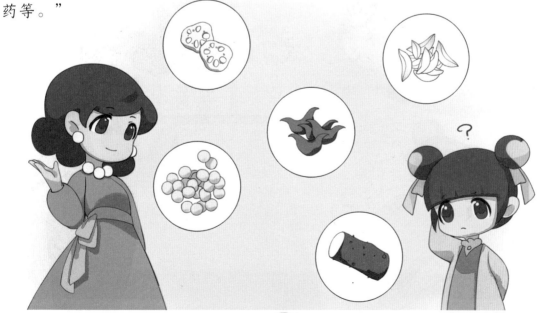

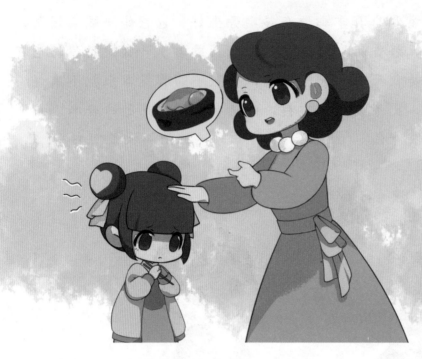

真真说："咦？怎么没有肉呀！我想吃肉！"

妈妈摸摸真真的头说："最近啊，还是要多吃点清淡好消化的，这个季节不适合吃鱼、肉油腻等食物，妈妈明天给你们做清爽点的鸡汤。"

吃完饭，童童和真真午睡了一会儿。醒了后两人又开始坐在地上玩起了魔方。童童窜上窜下、大汗淋漓，于是把空调打开。爸爸端了两杯温热的水走进房间，惊讶地说："天呐，你们开空调的呀？这种天，就不要再开空调啦，容易感冒哟！"

爸爸关掉空调后，把窗户打开，让空气流通，并说："每天多开开窗通通风，这种自然风比开空调好。"

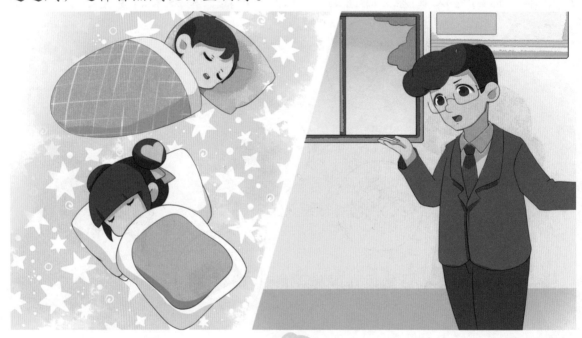

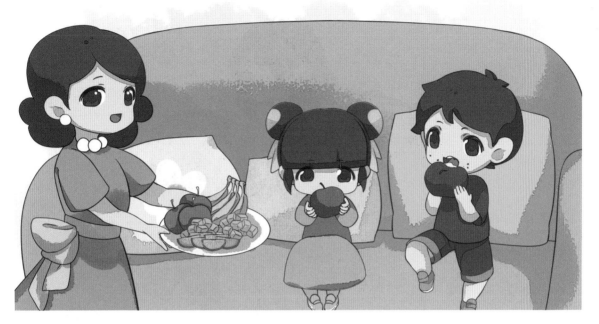

妈妈切了水果拼盘端过来，童童和真真几分钟就全吃完了。

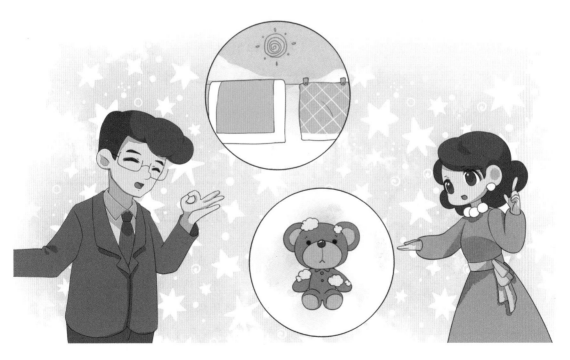

妈妈对爸爸说："趁着这两天天气好，咱们把孩子们的床单被套都换一下，枕头和被子也拿出去晒晒太阳，包括孩子喜爱的毛绒玩具也一起清洁一下。"爸爸点点头，说："好的，明天就做！"

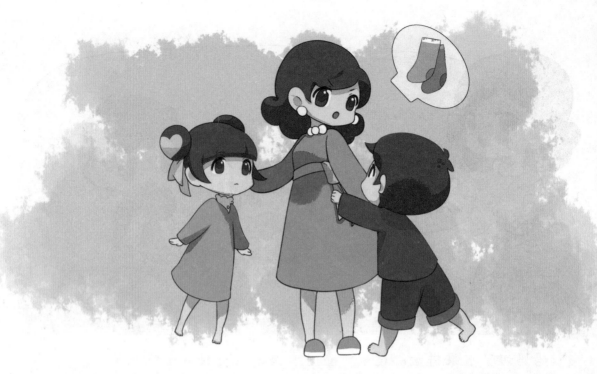

妈妈看到童童和真真光着脚丫跑来跑去，拖鞋都不知道踢到哪里去了，急忙拿来袜子让他们穿上，说："你们两个小淘气，以前不是提醒过你们不能光脚在地上跑，不然会……""寒从脚底生啦！"没等妈妈说完，穿好袜子的童童和真真就抢着回答，然后又一溜烟地跑掉了。

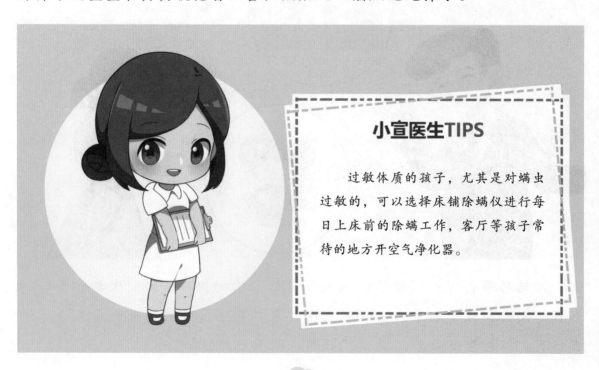

小宣医生TIPS

过敏体质的孩子，尤其是对螨虫过敏的，可以选择床铺除螨仪进行每日上床前的除螨工作，客厅等孩子常待的地方开空气净化器。

爸爸突然提出一个想法："今天天气不错，秋高气爽，要不我们带他们两个出去玩玩？"

童童、真真开心地跳了起来。妈妈说："出去运动运动、晒晒太阳是可以，不过我听周围好多朋友说孩子得了诺如病毒还是轮状病毒引起的腹痛、呕吐。我们还是选择室外空气流通好的地方，要么就家门口的公园吧！童童、真真，你们出去玩可以，不过一定要记得多洗手。这样吧，我把免洗手液带着，万一没有水洗手，就用它来消毒吧。听明白了吗？"

真真拉着妈妈的手说："知道啦！妈妈，我们收拾下赶紧走吧。"

出门前，妈妈还给童童和真真各带了身衣服，以备不时之需。

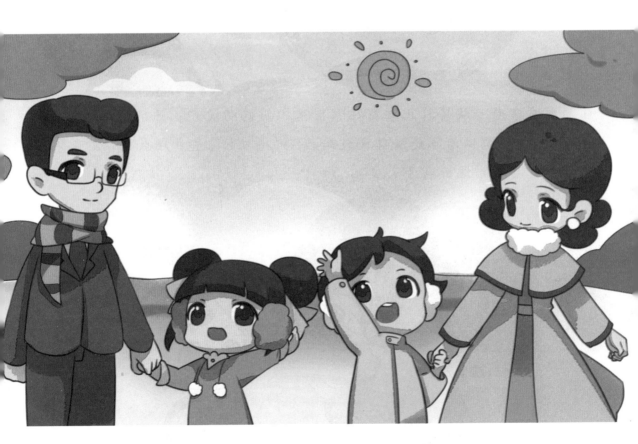

回来后，天已经黑了。妈妈立马下厨做饭，大家吃完饭各做各的事。已经是晚上8点，童童和真真还在看动画片，妈妈走过来说："好了，现在已经8点啦。你们明天还要上幼儿园，再不上床明天要起不来啰。医生阿姨说过，每天保证睡8小时以上，晚上10～11点进入深睡眠状态，才能长得高高噢。给你们再看5分钟时间，就去洗洗准备睡觉啦！"

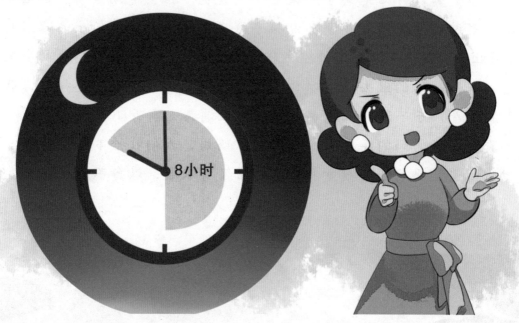

童童拿着一块薯片正准备往嘴里塞，妈妈劝说："睡前两小时不建议吃东西哦，妈妈以前不是跟你说过吗，不记得啦！"童童点点头，放下薯片，然后和真真乖乖地去刷牙了。

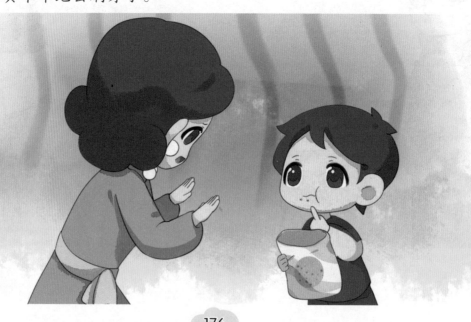

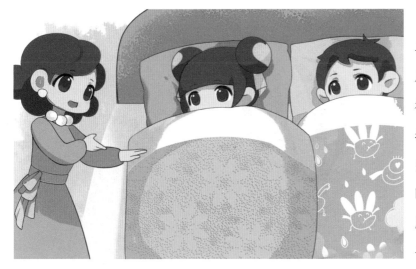

洗好澡，童童和真真很舒服地躺在了床上。妈妈给他们盖好被子。真真说："妈妈，我不冷呀！"妈妈笑了笑说："这个天，夜里睡觉呢，一定要保护好肚子。所以盖个薄被子，微微出汗就行了。"

夜深人静，童童和真真睡得很香，很沉。妈妈悄悄地来到他们房间，看着他们熟睡的样子欣慰地笑了。

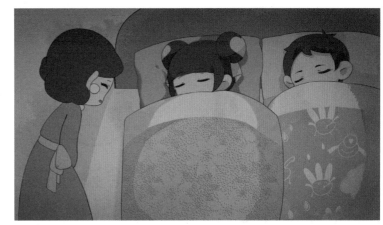

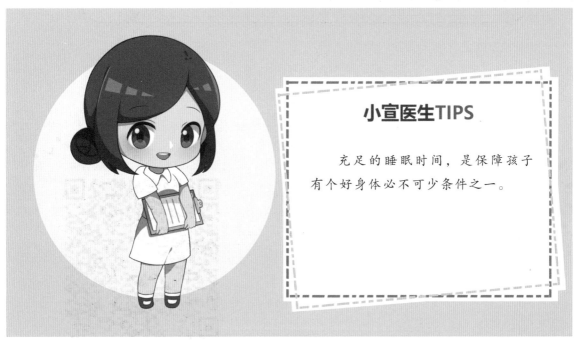

小宣医生TIPS

充足的睡眠时间，是保障孩子有个好身体必不可少条件之一。

177

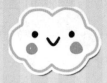
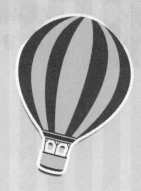

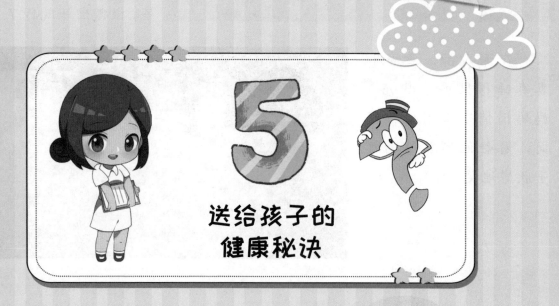

5

送给孩子的
健康秘诀

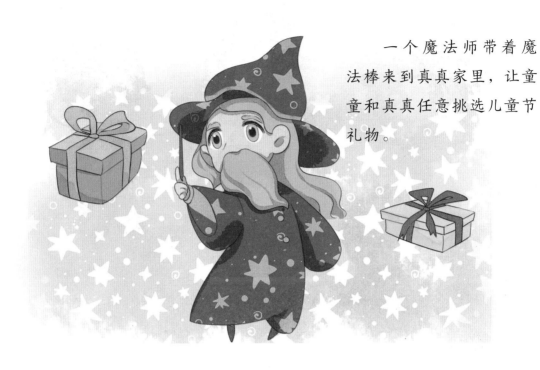

一个魔法师带着魔法棒来到真真家里，让童童和真真任意挑选儿童节礼物。

真真说："我想要一件公主裙，和我的小伙伴一起跳舞。"

童童说："我要全世界最好吃的零食，越多越好！"

真真说："我还要雪糕，巧克力味的！"

童童说："我还想要个平板电脑，这样我就可以天天看《大风车》啦。"

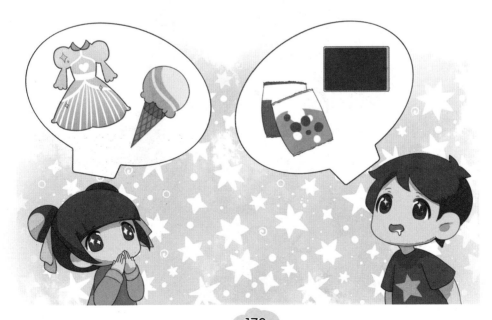

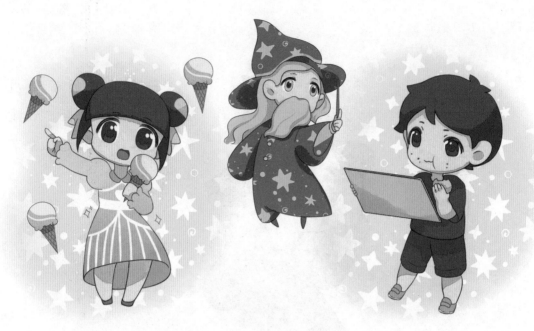

　　"铠铠铠！"魔法师挥动魔法棒，刚刚说的礼物一下子都出现在了他们身边。真真穿着裙子翩翩起舞，还吃了一根又一根雪糕；童童抱着平板看动画，吃了一包又一包薯片……

　　看到他们的行为有点过头，魔法师着急地说："孩子们，凡事都要有度哦，你们这样，爸爸妈妈会很担心的！"

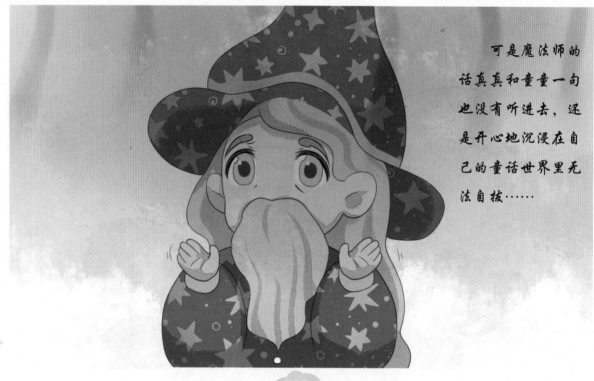

可是魔法师的话真真和童童一句也没有听进去，还是开心地沉浸在自己的童话世界里无法自拔……

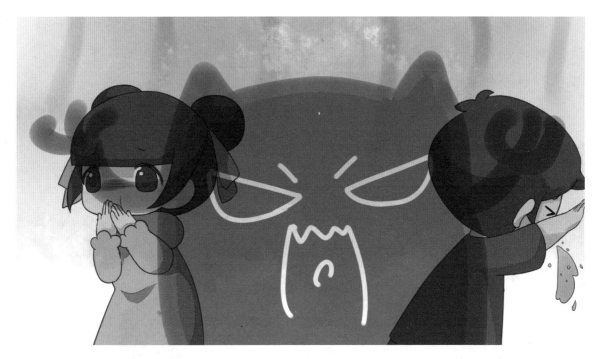

　　突然，童童感到肚子里翻江倒海，随即呕吐个不停，真真感冒发烧，双手抱着头大哭……

　　一束光突然闪现，隐隐约约看见一个怪兽张开嘴巴，童童吓得拼命地挣扎着……童童忽然睁开了眼，只见爸爸妈妈和真真在看着他，这才意识到原来是在做梦。

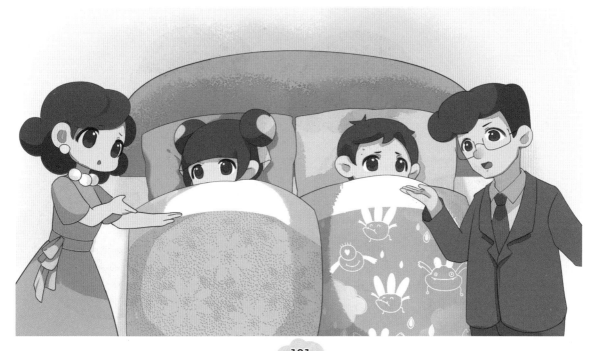

童童便把自己梦里的情形都跟大家说了，以为会被爸爸妈妈训一顿。没想到，爸爸妈妈没有责怪他，而是很关心地问他："说吧，下周就儿童节了，想要什么礼物？"

童童转动小脑袋思考了下，害羞地说出两个字："零……食……"

真真大笑："爸爸妈妈，你们看，他就是个'小吃货'呀！"

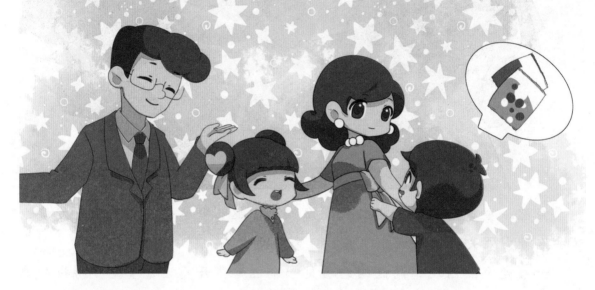

爸爸妈妈笑个不停，妈妈摸摸童童的头说："零食还是要少吃的，更不能暴饮暴食。本来你们小孩子的消化功能就不是那么强大，一旦暴饮暴食，就会像你梦里那样，腹痛、呕吐哦。"

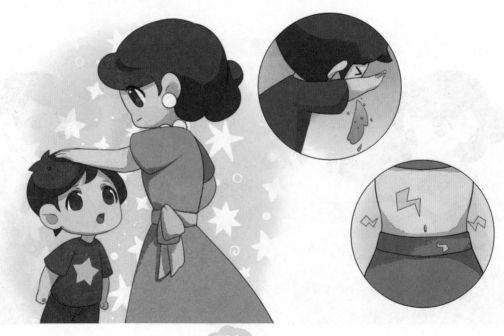

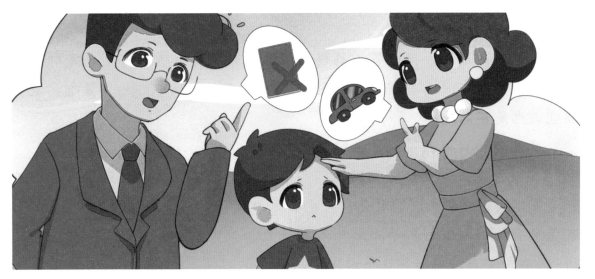

爸爸又问童童是不是还想要个平板电脑，童童点点头。

"不是不可以买，就是平板电脑这些电子产品，真不如外面的阳光、山坡、田野好。在风和日丽的季节，沐浴在阳光下，与大自然亲密接触，对于眼睛、身体都有好处。我们小时候最喜欢的就是出去玩了。"爸爸说。

看到童童有点不开心，妈妈摸了摸他的头并说："妈妈先给你买个玩具车好不，你不也很喜欢玩具嘛，平板电脑等你长大了再买。"

想到梦里自己的结局，童童还是乖乖地点了点头，真真跳来跳去地喊着："那我呢，我也要礼物……"

妈妈笑着说："当然会给你买礼物，不过呢，连衣裙先不买，天还不是很热，穿着容易着凉。""好哒，那我要吃雪糕。"真真害羞地说。

妈妈拍打了真真的头："你就好比一个小太阳，贪吃冷饮、贪凉，这就像给太阳裹了层冰，你身体里面的热量散不出去，很容易生病的哟。"

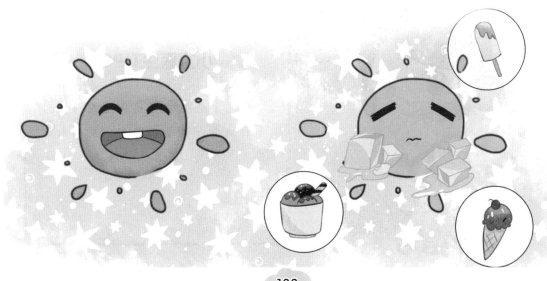

真真皱着眉头，只好答应妈妈："嗯……那能给我买巧克力吗？"

妈妈拍了拍真真的肩："好好好，给你买一盒，不过要适量吃，晚上睡觉前也是不能吃的。"

真真满脸疑问："为什么呀？"

"因为晚上胃也要睡觉啊！你临睡前吃了东西，胃只能继续辛苦的工作。第二天，应该吃饭的时间，它就会因为没有得到好好休息而干不动了。就像你有一天没睡好，早上起床不是一直和我说累吗？胃也是一样的啊。所以，我们要养成临睡前2小时内不再进食的习惯，来保护好我们的胃哦。"妈妈指着真真的胃部解释道。

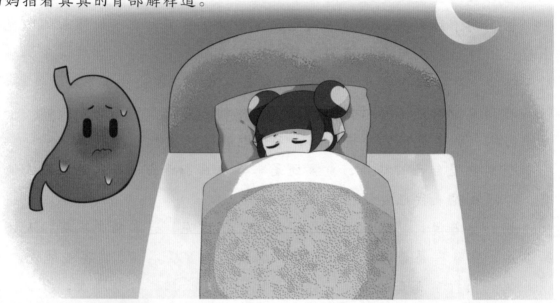

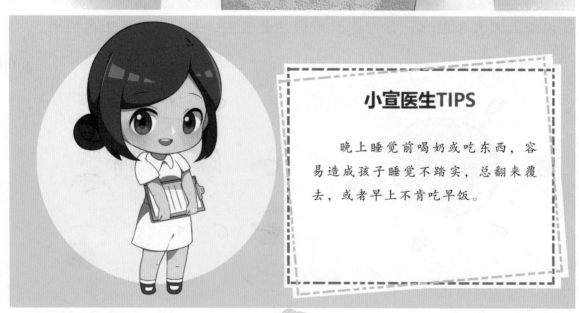

小宣医生TIPS

晚上睡觉前喝奶或吃东西，容易造成孩子睡觉不踏实，总翻来覆去，或者早上不肯吃早饭。

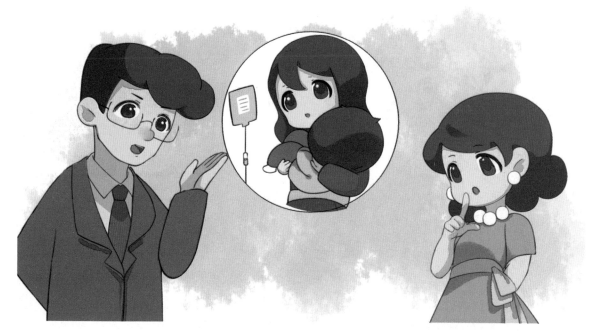

　　说到这里，妈妈想起了姑姑家的小表弟，说他上次感冒的时候，姑姑就太着急了："其实啊，小孩子的脏腑都很柔弱，生病也是很正常的事。"

　　爸爸说："是啊，孩子生病家长着急也是可以理解的。可是有的家长性子太急，一看到孩子生病，就希望用药马上能好。"

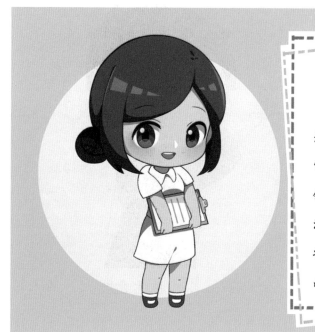

小宣医生TIPS

　　生病一般都有一定的恢复时间，发热一般要2～3天；咳嗽，尤其冬春季，常常要1周左右。其实孩子生病，也是锻炼自身抵抗力的时候，没有经过实战演练的士兵不是好士兵。家长要有兵来将挡，水来土掩的心态，不要操之过急而造成人为的过度用药。

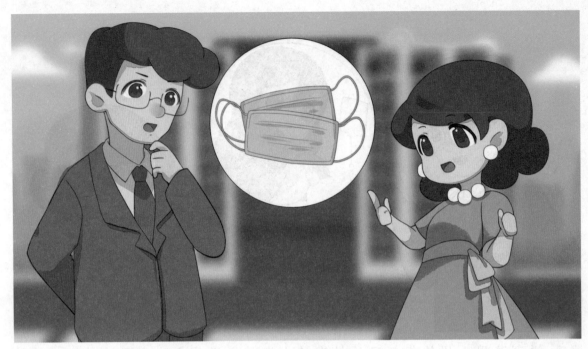

　　"对啦，最近流感很严重，还是不要去人多的场所，也要远离感冒咳嗽发烧的人群哦，以防被传染。"妈妈嘱咐道。

　　爸爸："嗯嗯，少去超市、商场、娱乐园这种空间不太流通的场所。能不去就不去，实在要去，必须……"

　　"戴好口罩！"真真拿来了两个儿童口罩给自己和童童戴上，两人举起手对视："加油！"爸爸妈妈看了感到很欣慰。

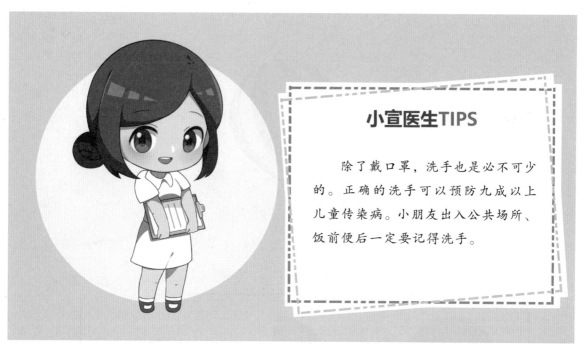

小宣医生TIPS

除了戴口罩，洗手也是必不可少的。正确的洗手可以预防九成以上儿童传染病。小朋友出入公共场所、饭前便后一定要记得洗手。

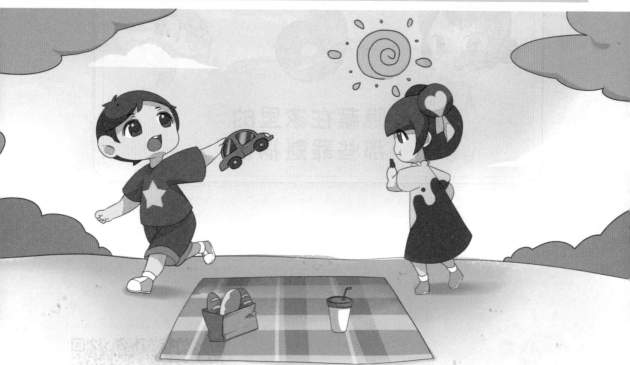

听了爸爸妈妈讲的健康秘诀以后，童童和真真不再暴饮暴食，主动要求少看电子产品，也养成了晚上睡觉前 2 个小时不吃东西的好习惯。

六一儿童节到了，童童一家四口在外面野餐游玩，童童抱着小车玩具在前面跑，真真吃着巧克力在后面追。瞧，真真的衣服都变成巧克力色了呢。

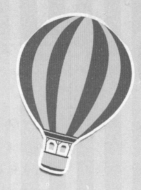

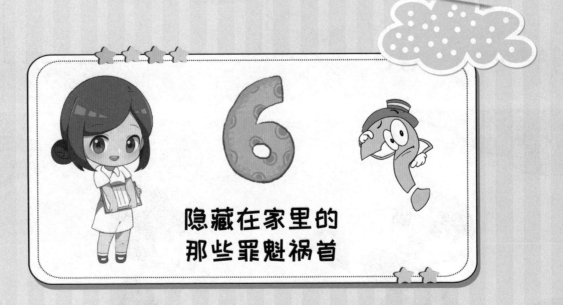

6

隐藏在家里的那些罪魁祸首

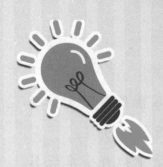

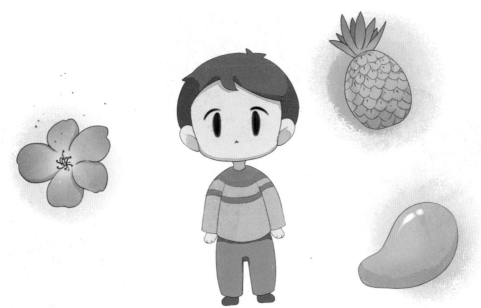

我们知道，花粉会让宝宝过敏，菠萝会让宝宝过敏，芒果会让宝宝过敏，其实还有一些过敏源也隐藏在宝宝的身边。

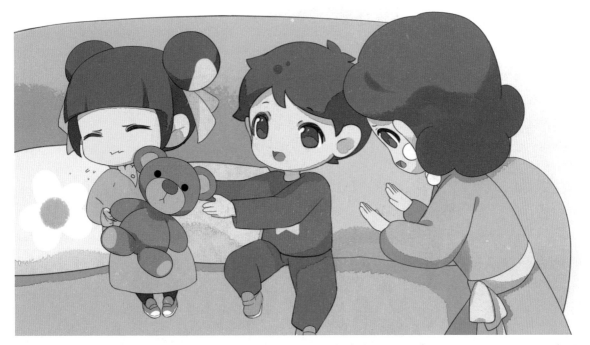

一个悠闲的周末，真真躺在沙发上抱着布娃娃看着动画片，突然一阵咳嗽。正在打扫卫生的妈妈听到咳嗽声，心想："糟了，不会真真又感冒了吧！"

童童也跑到沙发上看电视，调皮地想抢走真真怀里的娃娃，没想到真真抱得紧紧的不松手。妈妈这才发现有点不对劲，问真真："真真啊，你不抱娃娃时会咳嗽吗？"真真摇摇头。

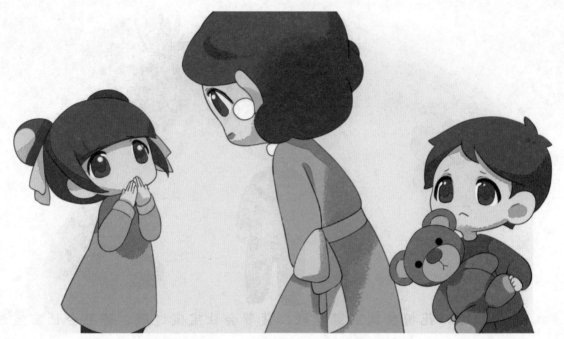

妈妈恍然大悟，对真真说："你应该是对毛绒玩具过敏。"童童听到妈妈说的话连忙把布娃娃抢过来。

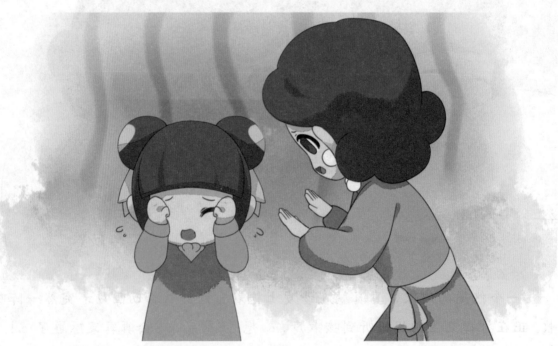

真真跑到妈妈身边，抱着妈妈大腿哭诉："妈妈，童童抢走了我的娃娃……"妈妈摸摸真真的头安慰道："乖宝贝，不哭不哭，你对毛绒玩具过敏，还是远离它们最安全！童童这样做也是为你好。"

此时毛绒玩具正躲在真真家门后看着，坏坏地哈哈大笑，并和其他过敏源——地毯、羽绒、香水、香烟、蚊香、灯光、保健品说："你们看，我就是这么厉害，可以让小朋友咳嗽个不停，而且很难被发现哦，嘿嘿嘿……"

其他几位过敏源一听那可不服气了，纷纷围攻毛绒玩具。一番商讨后，大家决定来一场"危害性C位争夺赛"。

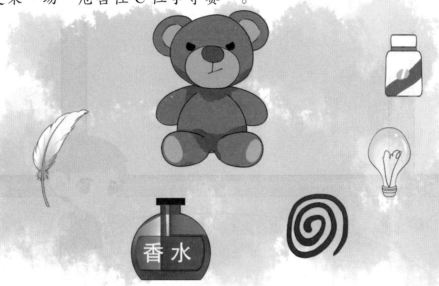

毛绒玩具抢先发言："我可是宝宝成长中最喜欢的'伙伴'，尤其是像真真这么可爱的女孩子，一见到毛茸茸的我就爱不释手，看电视时抱着，睡觉时搂着，多舒服。不过，我是很难清洗消毒的，螨虫和病菌最容易潜伏在我的身体里。当宝宝与我接触时，尤其是过敏体质的宝宝，就会容易出现反复咳嗽。"

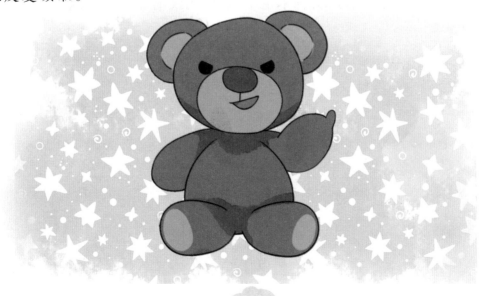

地毯不甘示弱地说："孩子们也很喜欢我呀！房间里铺上一块我，既美观又保暖。不过清洁我那可是个麻烦事，万一吃东西掉的残渣再落在我的身上，时间长了会滋生非常多的细菌哟。小朋友在我的身上摸爬滚打，如果吃东西前没洗手，就可能会出现消化道疾病。而螨虫也容易藏在我的身上，过敏体质的小朋友一旦在地毯上玩耍时也可能出现咳嗽。"

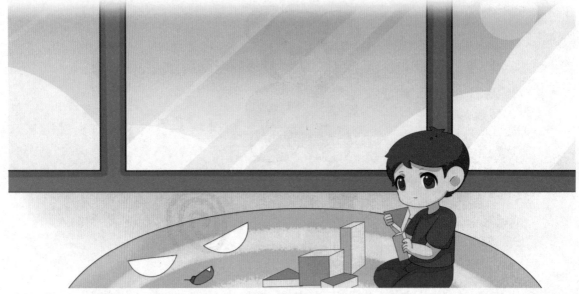

听到保暖这个词，羽绒服、羽绒被必须要发言："要说保暖，那肯定是我最行！我，又轻又暖和，已经是许多家庭冬季必备之品。穿上我，盖着我，小朋友会很喜欢。不过对于过敏体质的小朋友，尤其是羽毛过敏的小朋友，我身体里钻出的绒毛都会诱发他们出现咳喘、鼻炎，或者皮疹。不过要是爸爸妈妈们给他们买棉衣穿，那我就没有用武之地啦！"

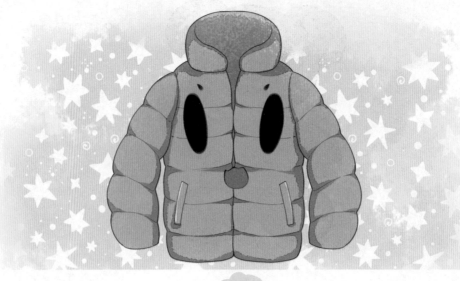

香水觉得它们的发言都很朴实，自信地说："呀呀呀，你们都给我闪开！毕竟我是最有'味道'的！喷上我，走出去便是一股香气扑面而来，秒变时尚达人。香气怡人，当然也会香气袭人，哈哈哈……我最佳的战绩就是有一次乘电梯时，有一人喷了我，电梯中一个过敏体质的小朋友的脸上，瞬间出现了红疹。等她出了电梯在没有香气的空气中待了一会皮疹才退。我就是这么神奇。"

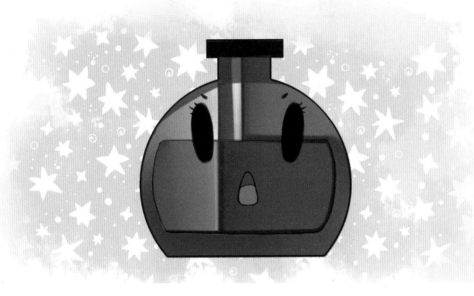

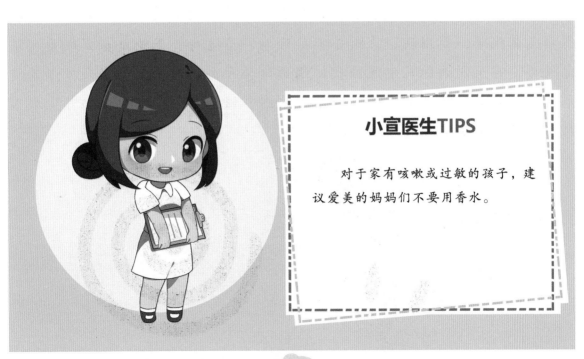

小宣医生TIPS

对于家有咳嗽或过敏的孩子，建议爱美的妈妈们不要用香水。

听完香水的发言，香烟按捺不住了，霸气地说道："香水是妈妈所爱，而我则是一些爸爸的至爱。我不光可以让被动吸二手烟的宝宝出现咳嗽、气喘。我还可以让这些宝宝更容易患上蛀牙；我还能减少他们体内维生素C的含量，削弱他们的免疫力。而且更厉害的是，长期被动吸收二手烟，还会影响小朋友的智力水平，甚至会增加患恶性肿瘤的机会呢！不过看着这些小朋友们都这么可爱，我也于心不忍，那就快让你们的爸爸戒烟吧！"

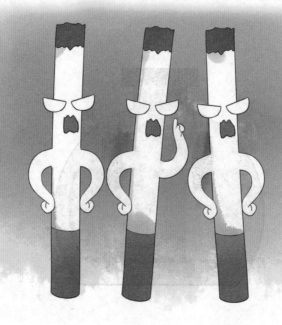

要到夏天了，蚊香充满自信地发言："夏天，恼人的蚊子把小宝宝咬得到处是疙瘩。使用我，让蚊子无处可逃。不过呀，无论是盘式蚊香还是电蚊香，甚至所谓的儿童版的我，都是化学产品，对于宝宝或多或少都有危害，尤其是对哮喘的宝宝。想问这些孩子该怎么办？那我就推荐你们用被称为"国家法宝"的蚊帐……"

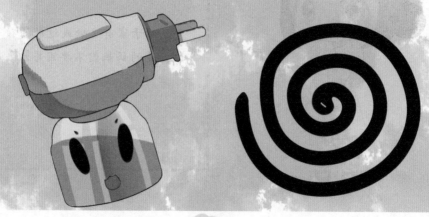

小宣医生TIPS

想要防蚊,可以给宝宝佩戴含有薄荷等中药的驱蚊包。

可怜的灯光一直沉默,终于开口说话了:"都讲好了么,轮到我了吧?为了方便夜间照顾小宝宝,或者减少宝宝对黑暗的恐惧,有的爸爸妈妈会在夜间一直开着灯。他们不知长期开灯睡觉会影响孩子的视力,还会诱发性早熟,引起肥胖等。所以,我的危害性就不用多说了吧?!"

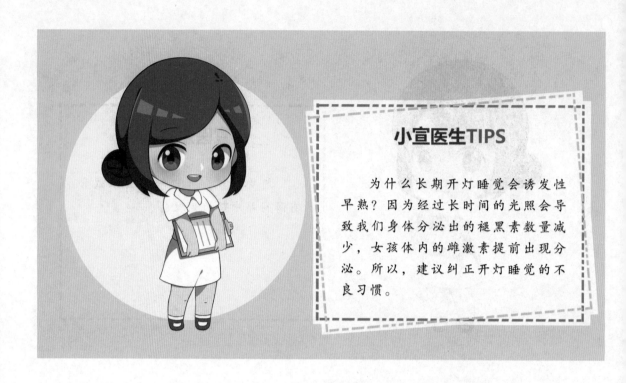

小宣医生TIPS

为什么长期开灯睡觉会诱发性早熟？因为经过长时间的光照会导致我们身体分泌出的褪黑素数量减少，女孩体内的雌激素提前出现分泌。所以，建议纠正开灯睡觉的不良习惯。

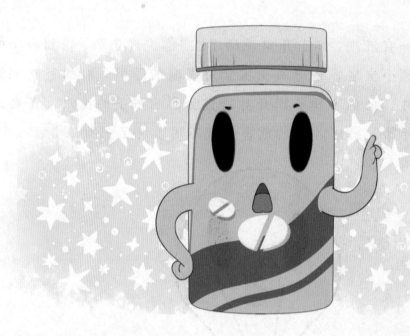

差点被遗忘的保健品最后一个发言："有些孩子家长经不住某些不良商家的夸大其词，购买了很多像我一样的保健品，用来给孩子增强体质，比如蛋白粉。但不是所有孩子都适合服用。其实有的时候孩子生病，恰恰是因为服用各式各样的保健品，但是他们并没有察觉到。"

196

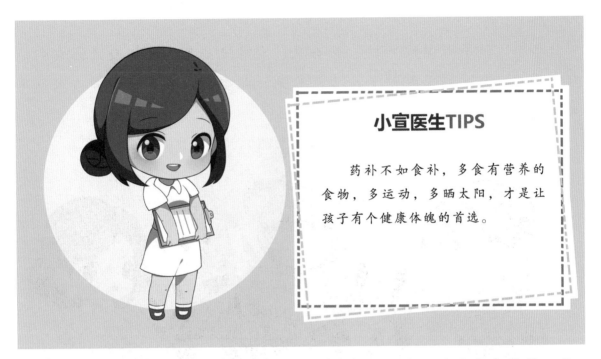

小宣医生TIPS

药补不如食补，多食有营养的食物，多运动，多晒太阳，才是让孩子有个健康体魄的首选。

发言连续不断，竞争愈演愈烈，每一位都认为自己就是危害性的C位。可是它们好像疏忽了童童一家四口的存在……

在它们的争夺赛期间，童童和爸爸妈妈一直在认真寻找藏在家里的"罪魁祸首"，这下子全暴露了。一个上午的时间，过敏源们一个一个都被揪了出来。

"饶命啊！饶命啊！"过敏源们恳求童童和真真手下留情，童童、真真可不理会，毕竟是它们让真真咳嗽得这么厉害。

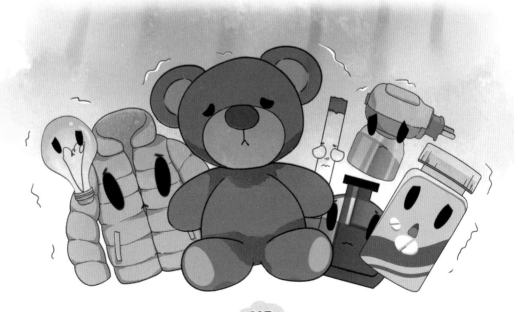

客厅里过敏源站成一排。爸爸说："就这些了，我们赶紧给它们清洗杀菌吧！"妈妈撸起袖子，动员童童一起参与，真真在一旁为大家加油助威。

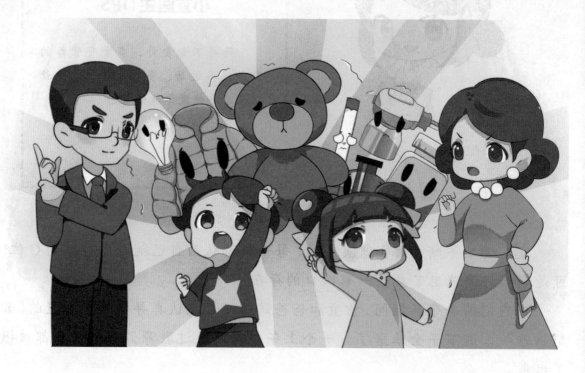